쾌면숙면법

쾌면 숙면법

가모시타 이치로 지음 | 박은희 옮김

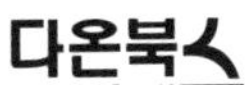
다온북스
DAON BOOKS

불면의
현대인들을 위한
처방전

"요즘 들어 잠을 통 못자서…… ."

최근 이런 하소연을 주변에서 자주 듣게 된다. 수면 장애로 고통을 겪는 사람들이 점점 느는 추세다. 일본에서 5명 가운데 1명은 수면 장애를 안고 있다는 사실이 알려진 지도 몇 년이 지났다. 그리고 상황은 더 심각해져 가고 있다. 실제로 일본 후생노동청이 발표한 2007년 조사에서도 수면 장애로 인한 상황의 심각성이 잘 드러나고 있다.

"수면을 통해 충분한 휴식을 취하고 있는가?"라는 질문에 대해, "별로 그렇지 않다", "전혀 그렇지 않다"라고 대답한 30~40대 남녀가 30%를 넘어섰다. 즉 한창 일할 연령층 중에서 세 명 가운데 한 명이 충분히 숙면을 취하지 못하고 있는 것이다.

이들은 "저녁에 잘 잔 것 같은데도 아침에 일어나면 피곤이 풀리지 않는다", "피곤한데도 잠을 자려고 하면 쉽게 잠들지 못한다"라면서 고통을 호소한다.

이들 대부분은 안색도 별로 좋지 않고, 일이나 가사, 육아나 공부 등에서 자신의 역량을 충분히 발휘하지 못한다.

아이 때처럼 푹 자고, 개운하게 눈을 뜰 수 있다면 얼마나 좋을까. 이를 위한 지름길은 '잠'에 대한 올바른 지식을 갖고 자신에게 맞는 숙면법을 찾는 것이다.

이 책에서는 "밤에 잠을 자지 못한다", 그리고 "아침에 일어나기가 힘들다"라는 두 가지 고민을 모두 다루려고 한다.

불면의 실태를 알기 위해서는 제1장부터 읽는 것이 좋다. 하지만 만약 오늘밤부터 바로 숙면의 효과를 실감하고 싶다면, 제4장이나 제5장부터 읽어도 무난하다. 숙면을 취하는 수면 컨트롤법이나 밤과 친숙해지는 방법, 아침에 지하철을 타는 방법 등과 같이 숙면을 취하기 위한 구체적인 방법이 제시되어 있기 때문이다.

먼저 쉽게 실행할 수 있는 방법부터 시도해 보기를 바란다. 잠을 내 편으로 만들면 인생이 더욱 밝아질 것이다.

머리말

제1장 불면의 원인을 찾아서

01... 당신은 괜찮은가? 수면 장애 체크!

02... 숙면을 취하지 못하는 이유

03... 밤에는 잠들지 못하고, 아침에는 쉽게 일어나지 못하는 가면 우울증의 신호

제2장 불면의 밤과 이별하기 위한 새로운 수면 상식

제3장 아침에 강해지는 비결

01... 잠을 잘 자는 사람과 그렇지 못한 사람의 차이점

02... 아침에 약한 사람이 손해를 보는 이유

03... 이렇게 극복해 보자

제4장 숙면을 위한 아주 쉬운 20가지 방법

수면 관리로 잠을 컨트롤한다

* 공식사이트 http://kamoshitaichiro.com/

* twitter 계정 @Dr_Kamo

제1장
불면의 원인을 찾아서

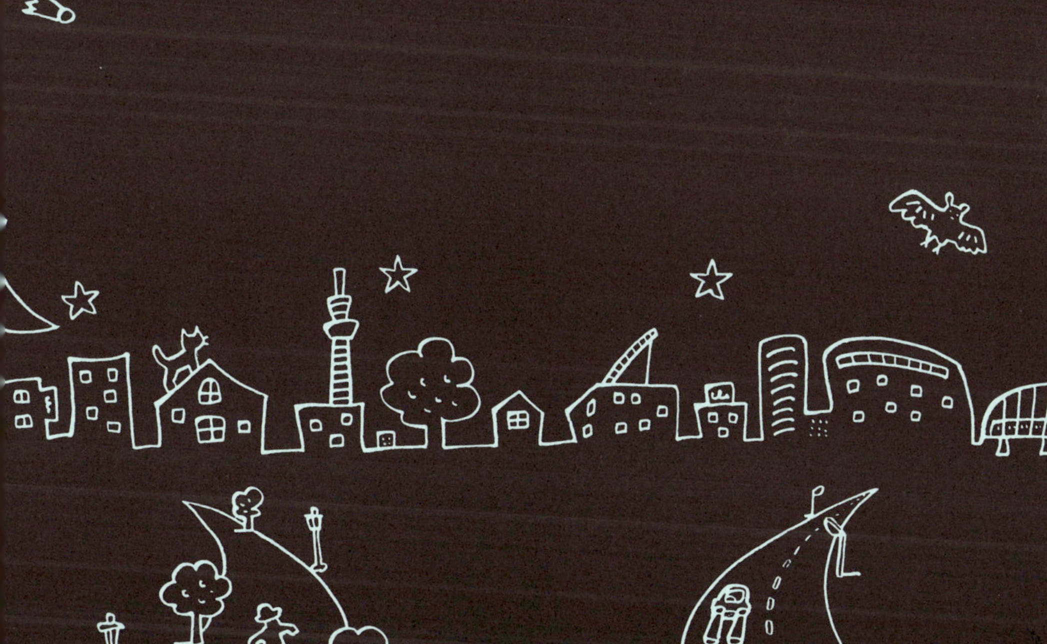

당신은 괜찮은가?
수면 장애 체크!

지하철에서 꾸벅꾸벅 조는 것은
위험 신호인가

잠에 대한 자신의 고민 수준이 어느 정도인지 알 수 있는 기회는 많지 않다. 수면의 질은 다른 사람과 비교할 수 없기 때문에, 수면 장애 또는 불면 등등의 현상을 갖고 주변에 소란을 피울 만한 일도 아니라며 가볍게 생각하는 사람도 많다. 그런가 하면, 숙면을 취하지 못하는 증상을 심각한 질병의 징조로서 생각하는 사람도 있다. 그래서 우선은 자신의 수면의 질이 어느 정도인지, 대략적으로 파악해 볼 수 있도록 다음의 표를 준비했다.

자신에게 해당되는 사항이 있는지 체크해 보자.

당신의 수면은 어느 정도인가?

- ☐ 전철에서 이동할 때는 거의 잔다.
- ☐ 오전 중에는 머리가 멍한 경우가 많다.
- ☐ 휴일에는 오후 늦게까지 잔다.
- ☐ 알람 시계가 없으면 일어나지 못한다.
- ☐ 8시간 이상 잠을 못 자면 컨디션이 좋지 않다.
- ☐ 아침에 일어나서 1시간 이상 지나야 컨디션이 회복된다.
- ☐ 더위나 추위 때문에 숙면을 취하지 못하는 경우가 많다.
- ☐ 아침에 한 번 깼다가 다시 자는 경우가 많다.
- ☐ 아침 식사를 하지 않는다.
- ☐ 매일 밤 자는 시간이 정해져 있지 않다.
- ☐ 학창 시절에 불규칙한 생활을 했다.
- ☐ 술을 마시지 않으면 잠을 자지 못한다.
- ☐ 새벽에 화장실에 가려고 깨는 경우가 종종 있다.

체크 항목이 3개 이하인 사람은 가벼운 수준, 4~8개인 사람은 중간 수준, 9개 이상인 사람은 높은 수준으로서, 수면에 문제가 있을 가능성이 있다. 또 자신이 체크를 한 항목에 대해서는 반드시 개선할 필요가 있다.

큰 사고로 이어질 수 있는
수면 장애

덧붙여서 '수면 장애'라는 단어는 수면 및 기상과 관련해서 일어날 수 있는 모든 고민과 질환을 가리킨다. 일설에 따르면 코골이나 잠꼬대와 같은 가벼운 증상까지 포함하면 수면 장애 증상은 100가지가 넘는다고 한다. 이 때문에 흔히 듣는 '불면'이나 '불면증'이라는 말도 수면 장애의 일종이라고 할 수 있다.

그러나 사람들은 여전히 수면 장애를 대수롭지 않게 여긴다. 예를 들어 업무 중에 꾸벅꾸벅 졸거나 말을 걸어도 멍하게 대꾸하는 경우, 상사로부터 안이하게 일을 한다는 핀잔을 듣기가 쉽다. 자신은 비록 밤에 잠을 자지 못해 괴로워도, 수면 장애를 경험한 적이 없는 사람들은 그런 고통을 이해하기 어렵기 때문이다.

그래서 큰 사건이 일어나면 비로소 수면 장애에 관심이 집중되게 마련이다.

그중에서도 2003년에 일어난 산요(山陽) 신칸센 사고의 경우가 유명하다. 정해진 정지 위치를 벗어나 차량을 정차시킨 신칸센 기관사를 조사해 보았다. 그 결과 약 8분 동안 졸음 운전을 했다는 놀라운 사실이 밝혀졌다. 그리고 이 기관사를 더 조사해 보았더니, 수면 무호흡 증후군이라는 수면 장애를 갖고 있다는 사실이 추가로 밝혀졌다.

즉 밤에 숙면을 취하지 못한 탓에 낮 시간에 참을 수 없는 졸음이 그를 덮친 것이다. 다행히도 큰 사고로 이어지지는 않았지만, 수면 장애의 위험성에 대해 경각심을 갖는 계기가 되었다.

미국은 졸음 운전 행위에 대해서 일본보다 훨씬 더 위험하게 여기고 있다. 15년 전의 데이터를 봐도, 졸음 운전 사고로 인한 경제적 손실이 연간 470억 달러를 넘어선다는 보고가 기록되어 있을 정도다. 이런 통계 자료는 졸음 운전으로 인한 사고가 개인적인 문제를 넘어 사회 전체의 문제까지 발전할 수도 있다는 위험을 경고하는 것이다.

숙면을 취하지 못하는 이유

'잠들지 못하는 사람'의 6가지 유형

앞의 체크리스트를 통해 자신의 수면 수준을 대략적으로 파악했을 것이다. 그렇다면 이제 수면에 대한 고민이 어떤 유형인지를 확인해 보자. 똑같은 불면이라고 해도 증상은 천차만별이다. 따라서 자신의 불면 유형을 알아야만 어떻게 대처할지도 알 수 있다.

일반적으로 '잠을 자려고 해도 잠이 오지 않는', 즉 불면에는 주로 다음의 4가지 유형이 있다.

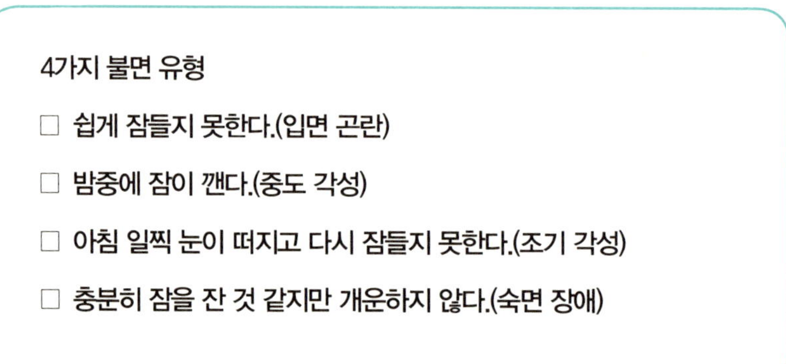

이중 한 가지라도 해당된다면 불면이라고 할 수 있다. 그러나 실제로는 이들 증상을 복합적으로 겪는 사람이 많다. 따라서 4가지 증상 중에서 어떤 것이 주도적으로 나타나는가가 중요하다.

다음으로 수면에 관한 고민별로 증상을 살펴보도록 하자. 사람에 따라 불면의 원인이 다르듯이 수면에 관한 고민도 제각각이다. 여기에서는 이런 고민을 크게 6가지로 나눈 뒤에 구체적인 증상과 함께 살펴보도록 하자.

경우 1. 긴장형 불면 유형
— 스트레스가 원인일 가능성이 높다

이 유형의 특징

- 밤중에 몇 번이고 잠에서 깬다.
- 쉽게 잠들지 못한다.
- 악몽을 꾼다.

증세 예

K 씨의 회사에서는 지난달 대규모 정리 해고가 실시되었다. K 씨는 운 좋게 이번 정리 해고 대상에서는 제외됐다. 그러나 그렇다고 해서 앞으로의 업무 환경이 개선될 것 같지도 않다. 직원 수가 적어진 만큼 K 씨의 업무량과 할당량은 늘어났다. 그러나 월급이 오를 가망성은 전혀 없다. K 씨는 예전처럼 열심히 일을 해도 지금까지와 같은 평가를 받을 수 없게 된 것이다.

K 씨는 '다음에는 내가 정리 해고 대상자가 되는 건 아닐까' 하는 압박감을 항상 느끼고 있다. 또 앞으로의 일을 생각하니 불안해서 잠이 오지 않는다고 고민을 호소한다.

K 씨처럼 일상생활에서 스트레스를 받으면 쉽게 잠들지 못하거나, 밤중에 몇 번이고 깨는 경우가 있다. K 씨가 겪는 불면 증상은, 우리가 살아가는 데 반드시 필요한 신체 기능을 조절하는 '자율 신경'과 수면이 깊이 관련되어 있기 때문이다.

본래 자율 신경에는 활동 상태일 때의 교감 신경과 휴식 상태일 때의 부교감 신경, 이렇게 두 종류가 있다. 낮 동안 몸을 움직일 때는 교감 신경이 활발해져 있지만, 밤이 되어 잠을 잘 때에는 부교감 신경이 우위가 되도록 스위치를 전환한다. 그런데 K 씨와 같이 스트레스를 받는 경우에는 전환 스위치가 제대로 작동하지 않는다. 마음은 '자고 싶다' 또는 '쉬고 싶다' 하고 생각하지만, 몸은 낮 동안의 활동 상태에 머물러 있기 때문이다.

그렇기 때문에 밤에 쉽게 잠을 이룰 수 없고, 설령 잠이 들었다 해도 자주 깬다. 스트레스를 받는 업무, 과제 또는 사람이 꿈에 나타나서 가위에 눌리거나 하는 것도 숙면을 취하지 못하고 있다는 신호다.

'이불 속까지 스트레스를 갖고 오지 말 것.'

이는 스트레스를 받는 유형의 사람들이 편안하게 잠을 자기 위한 비결이다. 그러기 위해서는 잠자리에 들기 전에 마음을 안정시키는 시간을 갖는 것이 좋다. 잠자리에 들기 1시간 전에는 아무것도 하지 않거나, 목욕이나 가벼운 스트레칭을 하면 편안히 잠을 잘 수 있는 상태가 된다.

그리고 스트레스의 원인이 되는 괴로운 일이 있다 해도, '지금 내가 이렇게 고민한다고 해서 문제를 해결할 수 있는 건 아니잖아'라고 과감하게 생각을 멈추는 것도 중요하다.

경우 2. 만성적 수면 부족 유형
─ 너무 바빠서 한계에 이르다

이 유형의 특징

- 시간대에 상관없이 언제나 졸리다.
- 24시간으로는 하루가 부족하다고 생각한다.
- 상황에 따라서는 일찍 일어나거나 철야 근무도 마다하지 않는다.

증세 예

Y 씨는 활발하고 사교적인 여성이다. 일도 열심히 하고, 퇴근 후 여가 시간에는 뭔가를 배우거나 친구·동료들과 술자리를 갖는 등 인간 관계도 양호했다. 유행에도 민감해서 "아침 활동이 붐이다"라는 언론의 기사를 접하게 되면, 이른 아침부터 스터디나 독서회에 참가하는 등 왕성한 호기심의 소유자였다.

Y 씨에 대한 주변 사람들의 신뢰도 두텁다. 이와 같이 얼핏 보기에 Y 씨에게는 아무런 고민도 없는 듯했다. 친구나 동료들 사이에서의 신뢰도 높았고, Y 씨의 사회생활에는 아무 문제도 없어 보였다. 그러나 Y 씨는 최근 들어 "졸음이 가시질 않아", "이유 없이 짜증이 나"라는 말을 자주 했다. 그녀는 '건강 검진에서 특별한 이상은 발견되지 않았지만, 내 몸 어딘가에 병이 생긴 걸지도 몰라' 생

각하며 건강에 대해서도 불안을 느끼고 있다.

진단

Y 씨처럼 열정적인 사람 중에는 만성적으로 수면 시간이 부족한 유형이 많다. 인간이 건강하게 사회생활을 하기 위해서는 적절한 수면을 취해야 하는데, Y 씨는 수면 시간 자체가 절대적으로 부족하다.

이러한 유형의 사람들은 '수면 부족은 병이 아니다', '잠을 자는 게 아깝다' 등등의 생각을 갖고 있어 잠을 경시하는 경향이 강하다.

그러나 수면 부족 상태가 계속되면 병에 걸릴 수도 있다는 점을 유의해야 한다. 발열이나 권태감과 같은 증상이 생길 뿐 아니라, 비만이나 고혈압, 우울증 등 다양한 병의 근원이 될 수도 있다. 바쁜 일상으로 수면 부족이 만성화가 되지 않도록 지금 바로 충분한 수면을 위한 조치를 취하는 것이 좋다.

해결 방법

수면 시간이 부족해서 아침에 개운하게 일어나지 못하거나, 낮에도 졸리거나 하면 건강을 잃기 쉽다. 하고 싶은 취미 생활이나 처리해야 할 과제를 완수하기 위해서는 수면을 가볍게 여기지 말고, 먼저 수면 시간을 충분히 확보해야 한다. 바꿔 말하면, 이 유형의 사람들은 잠만 충분히 자면 금세 건강을 회복할 수 있다.

‘몸이 나른하다’, ‘집중력이 떨어졌다’라는 느낌이 든다면, 몸이 보내는 수면 부족의 위험 신호로 받아들여 야간 활동을 줄이고 충분한 수면을 취하도록 하자.

경우 3. 리듬이 깨진 유형
— 체내 시계가 파괴되다

이 유형의 특징

- 잠들기 직전까지 휴대폰이나 컴퓨터를 붙들고 있다.
- 휴일은 한낮이 될 때까지 잔다.
- 취침 시간과 기상 시간이 불규칙하다.

증세 예

아침에 일어나는 게 괴롭다고 호소하는 F 씨는 잠자리에 들기 직전까지 컴퓨터 앞에 앉아 있는 날이 많다. 잠이 올 때까지 컴퓨터를 하다가, 졸리면 컴퓨터를 끄고 이불 속으로 들어가는 것이 습관이 되었다. 그리고 잠자리에 들어서도 잠들지 못할 때는 휴대폰을 만지작거리면서 잠이 오기를 기다리는 경우도 잦다.

학생이었을 때는 새벽 늦게까지 잠을 자지 않아도 이튿날 활동에 아무런 지장이 없겠지만, 사회인이 되면 곤란해진다. 정해져 있는 출근 시간 때문에 아침 일찍 일어나야 하기 때문이다.

밤에는 기운이 넘치는데 아침이면 온몸이 축 늘어져서 입맛도 없고, 오전 중에는 언제나 컨디션이 좋지 않다고 F 씨는 말한다.

F 씨와 같이 일어나야 할 시간에 잘 일어나지 못하고, 무리해서 일어나면 몸에 이상을 겪는 유형의 사람들은 체내 시계가 망가져 있을 가능성이 높다. 체내 시계란 누구나 몸에 지니고 있는 것이다. 이 체내 시계가 있기 때문에 우리 몸은 밤이 되면 잠을 자고, 아침이면 자연스럽게 눈을 뜨게 된다. 그런데 이런 체내 시계가 고장이 나면 생활 리듬을 일정하게 나눌 수 없게 되어, F 씨와 같이 컨디션 난조에 빠져 괴로워하게 된다.

늦게 자고 늦게 일어나는 것이 몸에 밴 사람들도 마찬가지다. 이런 사람들은 아무리 일찍 자려고 노력해도 새벽녘이 다 되어서야 잠이 든다. 학생일 때야 그렇게 생활해도 괜찮았을지 모르지만, 사회인이 된 후에도 그런 생활 패턴을 바꾸지 않으면 사회생활을 하기가 어려워진다. 그리고 이런 사람들은 평일에 부족한 잠을 주말에 몰아서 자려 하기 때문에, 무너진 생활 리듬을 회복하기가 쉽지 않다.

매일 아침, 기분 좋게 일어나기 위해서는 체내 시계를 수리하고 회복시켜 줘야 한다. 이를 위해서는 정해진 시간에 잠자리에 들도록 노력하는 것이 중요하다. 편안한 수면에 방해가 되는 행동도 자제하는 편이 좋다. 구체적으로 F 씨에게 잘못된 습관이 되어 있는

'잠들기 직전까지 컴퓨터와 핸드폰 등의 화면을 보는 행위'도 편안한 수면을 방해하는 행동에 해당된다.

　우리 몸은 빛에 의한 자극을 받으면 눈이 맑아져서 잠들지 못하는 경우가 있기 때문이다. 그 밖에도 잠들기 바로 전까지 TV를 보거나 밝은 방에 있는 것도 피하는 편이 좋다. 제4장을 참고 삼아 잠들기 쉬운 몸을 만들어가도록 하자.

경우 4. 가면 우울 유형
─ 마음의 문제가 몸으로 나타나다

이 유형의 특징

- 눈은 떴는데 일어날 수 없다.
- 아침에 눈을 뜨면 우울해진다.
- 휴일 다음날은 일어나기가 특히 더 힘들다.

증세 예

J 씨는 회사의 책임자가 된 이후로 아침에 일어나는 것이 한층 더 힘들어졌다. 이전에는 알람 시계를 맞춰놓으면 혼자서 일어날 수 있었는데, 최근에는 알람 시계가 울리고 있다는 사실을 깨달아도 시계까지 손이 닿지 않는다.

아침에는 항상 배가 아프거나, 머리가 아프거나 하는 등 컨디션이 좋지 않아서 병원에도 가봤지만 특별한 이상은 발견되지 않았다. 때로는 힘든 몸을 안고 무리를 해서 회사에 나갔다가도 컨디션이 나빠져 조퇴를 하는 경우도 있다.

'이런 상태라면 일에 집중을 할 수 없어…….'

J 씨는 점점 더 초조해진다.

진단

J 씨처럼 복통이나 두통 외에도 몸이 무겁다거나 식욕이 없다거나 현기증이 나는 것과 같이 특별한 이유도 없이 컨디션이 좋지 않은 경우, '가면(假面) 우울'을 의심해 볼 수 있다. 가면 우울에 관해서는 뒤에서 자세히 이야기하겠지만, 신체 기능이 전체적으로 떨어져 있는 상태를 말한다.

J 씨의 경우에는 업무상 부담감이 가면 우울의 원인이라고 볼 수 있지만, 가면 우울의 원인은 사람에 따라 다양하다. 가면 우울증에 걸리면 밤에 잠을 자지 못하는 경우가 많으며, 몸이 지치고 피곤해도 쉽게 잠들지 못한다. 밤에 잠을 자지 못하니 아침에 기분 좋게 일어나지 못하는 것은 당연하다고 할 수 있다.

해결 방법

가면 우울로 인해 수면 장애가 생긴 경우, 무엇보다도 느긋하게 휴식을 취하는 것이 중요하다.

가면 우울에 걸린 사람은 자신에게 마음의 병이 있다는 사실을 자각하지 못한다. 오히려 '설마 내가 마음의 병에 걸렸겠어?'라고 생각하는 사람들이 많다. '사회생활을 하면서 어느 정도 고민이 있는 건 당연하지'라고 생각하며 무리를 하는 것이다.

만약 병에 걸린 것도 아닌데 아침에 일어나는 것이 힘들고 몸에 이상 증상이 나타난다면, 가면 우울을 의심하고 병원에 가보도록 하자.

 병에 대해 확실히 알고 난 뒤에 치료를 시작하면, 몸도 마음도 더욱 상쾌해질 것이다.

경우 5. 몸 상태가 좋지 않은 유형
― 낮 동안의 졸음은 난적(難敵)

이 유형의 특징

- 낮에 심하게 졸리다.
- 잠을 자도 피로가 풀리지 않는다.
- 코골이가 심하다.

증세 예

"중요한 회의 중이라 분명 긴장을 하고 있는데도 정신을 못 차릴 정도로 졸음이 쏟아질 때가 있어요." 뚱뚱한 체격의 남성 M 씨는 말한다. M 씨는 매일 7시간 이상 자는데도 불구하고 낮이면 졸음이 쏟아진다.

또한 아침에 눈을 떴을 때도 개운하지 않고, 전날의 피로가 남아 있는 경우도 많다. 실제로 낮에 꾸벅꾸벅 졸다가 상사에게 "M 씨는 근무 태도가 불량하다"라는 지적을 받은 적도 있다. 가족에게도 코고는 소리가 커졌다는 말을 들은 터라, 잠에 대한 M 씨의 고민은 나날이 커지고 있다.

M 씨의 수면 장애는 컨디션 불량이 원인이라고 볼 수 있다.

M 씨의 경우는 잠을 자는 동안 몇 차례에 걸쳐 호흡이 멈추는 수면 무호흡 증후군이라는 병이 의심된다. 그러나 잠을 자고 있는 본인은 호흡이 멈췄다는 자각을 못 한다. 때문에 '충분히 자는데도 왜 피로가 풀리지 않을까?'라고 의문을 갖게 마련이다.

그 밖에도 장소를 가리지 않고 갑자기 졸음이 쏟아지는 기면증과 냉증, 여성의 경우에는 호르몬 불균형 등의 원인으로 수면에 문제가 발생하는 경우가 많다.

어떤 질병이 원인이 되어 수면 장애가 생겼다면, 가장 먼저 그 병을 치료하는 것이 문제 해결의 지름길이다. 자신에게 어떤 병이 있는지 일상생활의 컨디션 변화를 체크해서 병원을 방문하도록 하자. 잠을 자는 동안에는 본인이 체크하는 것이 쉽지 않으니, 가족에게 관찰을 부탁하는 것도 좋은 방법이다.

눈에 보이지 않는 병을 앓고 있는 경우, 주변 사람들은 그런 괴로움을 이해하지 못하는 경우가 많다. 그러니 혼자 괴로워하지 말고 전문의의 힘을 빌리도록 하자.

경우 6. 수면 환경 불량 유형
— 베개나 침실은 자신에게 잘 맞는가

이 유형의 특징

- 잠을 자도 어깨나 목의 뻐근함이 풀리지 않는다.
- 더위나 추위 때문에 잠들지 못한다.
- 침실에 창문이 없다.

증세 예

"아침에 일어나도 목과 어깨의 뻐근함이 풀리지 않는다"라는 S 씨. 평상시 S 씨는 어깨 뭉침이 심하고, 눈도 쉽게 피로해지는 유형이어서 눈의 피로가 두통으로 이어질 때도 있다고 한다.

S 씨의 침대는 공간 활용과 가구 배치 등을 이유로 벽에 바짝 붙어 있다. 때문에 잠을 자다 심하게 뒤척이면 벽에 팔다리를 부딪쳐서 한밤중에 잠을 깨는 경우도 잦다. "잠버릇이 나빠서 그런지, 가끔 팔이 저려서 잠을 깰 때도 있어요"라고 호소하는 S 씨는 피로가 풀리는 자신만의 수면법을 연구 중이다.

진단

우리가 잠을 자는 수면 환경 역시, 아침에 상쾌하게 눈을 뜰 수 있도록 하는 데 중요한 역할을 한다. 베개나 이불 등의 침구가 자신의 체형에 적합한지에 따라 수면의 질도 달라지기 때문이다. 예를 들어 하루 8시간을 자는 사람이라면, 인생의 3분의 1이라는 막대한 시간을 수면에 사용하고 있는 셈이다. 이 인생의 3분의 1이라는 긴 시간을 갑갑하고 불쾌하게 보내는지, 기분 좋고 쾌적하게 보내는지에 따라 삶의 질은 매우 크게 달라진다.

S 씨와 같이 아침에 눈을 떴을 때 전날의 어깨 결림이나 목 통증이 남아 있거나 팔이 저리다면 수면 환경이 좋지 않다는 증거이니, 바로 개선하도록 하자.

해결 방법

자신이 사용 중인 베개에 불만을 느끼는 사람이 의외로 많다. 별 생각 없이 구입을 한 뒤 실제로 며칠 사용해 보고 나서야 '흠, 생각보다 내게는 잘 안 맞네'라고 느끼는 경우도 많다. 만약 충분히 잠을 자는데도 몸이 아프거나 피로가 풀리지 않는다면, 수면 환경에 문제가 있는 건 아닌지 확인해 보는 것이 바람직하다.

물론 수면 환경이라고 해서 개인들이 사용하는 침구에만 신경을 쓰라는 것은 아니다. 방 온도나 습도, 소리나 밝기 등 조금만 주의를 기울여도 숙면을 취할 수 있는 경우도 많다. 개운한 아침을 맞이하기 위해서 오늘부터 당장 실행할 수 있는 방법을 제5장에서 자세히 이야기하려고 하니 참고하길 바란다.

"쉽게 잠들지 못한다." "상쾌하게 일어나지 못한다." "잠을 자도 피로가 풀리지 않는다." 이처럼 수면에 관한 증상은 사람마다 제각 각이다.

다음으로는 '몸이 이렇게 안 좋았던 것도 실은 수면 장애 때문이 었어!'라는 대표적인 증상에 대해 좀 더 자세히 살펴보기로 하자.

밤에는 잠들지 못하고, 아침에는 쉽게
일어나지 못하는 가면 우울증의 신호

우울증보다 무서운
가면 우울증

한창 일해야 하는 비즈니스맨에게 급증하는 수면 장애 유형 가운데, 최근 주목받고 있는 가면 우울증에 대해 알고 있는가?

'우울'이라는 단어만을 보고 마음의 병이라는 이미지를 떠올렸을지도 모르겠다. 분명 그런 부분도 있지만, 우울증과 비교해 볼 때 가면 우울증은 스스로가 병을 앓고 있다는 사실을 깨닫지 못하는 경우가 많다. 오히려 '내가 마음의 병에 걸릴 리 없어'라고 믿는 사람들 중에 자신도 모르게 새로운 병을 앓고 있는 경우가 상당히 많다.

우울증과 가면 우울증 사이의 결정적 차이는 무엇일까?

그건 각각의 증상이 '몸'에서 나타나는가, '마음'에서 나타나는가로 나뉜다. 예를 들어 우울증의 경우에는 '마음이 무겁고, 금세 가라앉는다', '무슨 일이든 나쁜 쪽으로 생각하게 된다'와 같이 정신적으로 침체되어 있거나 무기력해지는 경우가 많다. 우울증은 사람의 '마음'에 영향을 준다. 따라서 우울증에 걸리면 기운이 없고, 울적해 보여서 주변 사람들이 눈치를 채는 경우도 있다.

반면에 가면 우울증은 다음과 같은 증상을 보인다.

가면 우울증의 주요 증상

- 나른하고 아침에 일어나기가 힘들다.

- 깊게 잠들지 못한다.

- 일이나 가사에 집중하지 못한다.

- 쉽게 잠이 들지 않는다.

- 다이어트를 한 것도 아닌데 체중이 줄었다.

- 성욕이 감소했다.

- 머리가 무겁다.(특히 오전 중)

이처럼 가면 우울증은 마음이 아니라 신체 증상으로 나타난다. 가면 우울증은 우울증이 의심되는 증상이 정신적으로 나타나지 않고 신체 증상으로 나타나기 때문에, '마스크=가면'을 쓴 우울증이라는 의미에서 이름이 붙여졌다.

가면 우울증은 가면 속에 감춰져 있는 우울증의 진짜 원인을 주변 사람은 물론 본인조차 알아차리기가 쉽지 않기 때문에 방치해 두면 더욱 악화되는 경우가 있다. 초기 증상으로 낮에 참을 수 없을 정도로 졸음이 쏟아지는 경우도 있으니, 평상시와 다르게 졸음이 계속되는 경우에는 우선 조금 휴식을 취하면서 몸과 마음을 편안하게 하도록 하자.

가면 우울증에 걸리기 쉬운 유형

술에 잔뜩 취한 사람에게 "너 취했지?"라고 물으면, 대부분 "아니, 나 안 취했어!"라고 말한다. 이는 자신이 술에 취했다는 걸 자각하지 못하기 때문이다. 가면 우울증에 걸린 사람도 마찬가지다.

"혹시 가면 우울증 아닌가요?"라고 주변 사람들이 걱정스런 마음에 충고를 해줘도, '에이, 아닐 거야. 난 건강해!', '괜찮아, 누구나 고민 한두 개쯤은 있으니 말이야'라고 생각하며 가볍게 여기는 사람들이 많을 것이다.

이처럼 가면 우울증은 무리를 해서라도 열심히 일하는 노력파나, 지나치게 타인의 평가를 의식하는 성실한 사람에게 나타나기 쉽다. 이러한 유형은 무슨 일이건 자신의 한계에 이를 때까지 노력하기 때문에, 매일 조금씩 스트레스가 쌓이다가 결국에 가면 우울증에 걸리게 된다. 가면 우울증에 걸리면 밤에는 잠을 자지 못하고, 아침에 일어나는 것도 힘들어진다. 그러면 수면의 질은 나빠지고, 수면 시간도 줄어들면서 자연스럽게 여기저기 아픈 곳이 생기게 된다.

또한 가면 우울증은 수면제를 복용해도 증상이 개선되지 않는 특징이 있다. 그러므로 가능하면 신속히 자신의 병을 자각하고 병원에서 치료를 받는 것이 바람직하다. 특별히 짐작되는 원인도 없는데 며칠째 불면에 시달린다면 가면 우울증을 의심해 보도록 하자.

심각한 코골이와
낮 동안의 강렬한 졸음

비만, 소하악小下顎: 정상인보다 아래턱이 작은 증상**,**
좁은 턱의 소유자는 요주의

가면 우울증과 더불어 수면 무호흡 증후군이라는 수면 장애가 증가
하고 있다. 이것은 앞의 '경우 5'에서도 잠깐 다뤘는데, 잠을 자는
동안 몇 차례에 걸쳐 호흡이 멈춰서 숙면을 취할 수 없게 되는 증상
이다.

수면 무호흡 증후군은 최근 들어 증가하는 탓에 새로운 병이라고 생각하기 쉽지만, 실은 지금으로부터 170년 전의 소설에도 등장한 적이 있다. 《크리스마스 캐럴》로 유명한 찰스 디킨스(Charles Dickens)가 1837년에 쓴 《빅 위크 클럽 유문록》에는 언제나 코를 골며 잠만 자는 '조'라는 뚱뚱한 인물이 등장한다. 이 소설에서 이름 붙은 빅 위크 증후군이라는 병명은 후에 수면 무호흡 증후군이라는 이름이 되기까지 의사들 사이에서 널리 사용되었다. 이처럼 수면 무호흡 증후군이 주목받기 시작한 건 최근이지만, 의외로 역사가 깊은 병이다.

자, 본론으로 돌아가자.

수면 무호흡 증후군이 생기면, 밤에 깊은 잠을 자지 못한다거나 낮 동안 참을 수 없을 정도로 졸음이 쏟아지는 등의 증상만 나타나는 것은 아니다. 무호흡 시에는 혈액 속의 산소가 줄고 이산화탄소가 늘기 때문에 심장 등의 순환 기관에 부담을 주게 된다. 그렇게 되면 최악의 경우, 심장 질환이나 고혈압, 당뇨병 등의 합병증과 동맥 경화를 일으킬 위험까지 있다.

수면 장애가 원인이 되어 죽음에까지 이를 수 있는 이런 무서운 질병을 방치하는 것은 위험한 일이다. 구체적으로 수면 무호흡 증후군이 생기면 어떤 증상이 나타날까? 수면 무호흡 증후군의 대표적인 증상에 대해 살펴보자.

또한 수면 무호흡 증후군에 걸리기 쉬운 신체적인 특징도 있다. 예를 들면 다음과 같다.

이처럼 살찐 사람이나, 편도선 또는 혀가 큰 사람에게 수면 무호흡 증후군이 나타나기 쉬운 데에는 이유가 있다. 보통 우리가 잠을 자는 동안에는 목 근육이 오그라들면서 설근(舌根)이라고 하는, 혀 뿌리 부분이 목 쪽으로 빠져서 기도가 좁아진다. 그러나 기도가 막힐 정도는 아니어서 호흡을 하는 데는 지장이 없다. 그러나 비만인 사람이나 편도선 또는 혀가 큰 사람의 경우에는 원래부터 기도가 좁아져 있기 때문에 보통 사람들처럼 목 근육이 오그라들어서 혀뿌리가 목 쪽으로 빠지면, 기도가 완전히 막혀서 무호흡 상태에 빠지게 된다.

수면 무호흡 증후군이 중년 이상의 비만 남성에게 많은 것은 목 주변의 지방으로 인해 기도가 좁아져 있는 것도 원인 가운데 하나다. 또한 수면 무호흡 증후군인 사람의 코골이에는 한 가지 특징이 있다. 거칠게 코를 골다 갑자기 멈췄다가, 잠시 후에 다시 코를 골기 시작한다.

이것이 수면 무호흡 증후군인 사람들의 코골이 특징이며, 갑자기 코골이가 멈추는 때가 기도가 막혀서 호흡이 불가능해진 상태에 해당된다. 호흡이 멈추면 당연히 괴로워진다. 그리고 무의식중에 호흡이 멈췄다는 걸 각성하기 때문에 전체적으로 수면이 얕아지고, 숙면을 취할 수 없는 상태에 이른다. 이렇게 매일 밤 깊은 잠을 자지 못하기 때문에 낮 시간에 참기 힘들 정도로 졸음이 밀려오는 것이며, 이것이 바로 수면 무호흡 증후군의 구조다.

코골이라고 우습게 보지 말자 수면 무호흡 증후군

앞에서 심한 코골이와 낮에 잠이 쏟아지는 현상을 수면 무호흡 증후군의 신호라는 이야기를 했는데, 만약 병이 의심된다면 어떻게 해야 할까. 수면에 관한 질병을 해결하고자 한다면 수면 장애 전문의를 찾아가 진찰을 받도록 하자. 감기에 걸리면 내과, 골절상을 입으면 정형외과에 가듯이 수면에 관한 고민은 수면 전문의에게 진찰을 받는 것이 가장 바람직하다. 수면 전문의에게 진찰을 받으면 자신이 잠을 자지 못하는 이유와 거기에 숨겨져 있는 병을 더욱 쉽게 발견할 수 있다.

그러나 수면 전문의 수는 충분하지 않다. 그래서 조금 더 현실적인 이야기를 하자면, 수면에 관한 고민을 해결하고 싶다면 우선 내과를 방문하도록 하자. 다만 수면 무호흡 증후군이 의심되는 경우는 이비인후과나 호흡기과, 치과에서 진찰을 받는 경우도 있다.

가장 중요한 것은 어느 병원으로 갈지 혼자서 고민하지 말고, 의사에게 상담을 받으라는 것이다. 부담 없이 방문할 수 있는 의료 기관을 택해서 진찰을 받는 등 치료를 위해 적극적으로 행동에 옮기는 것부터 시작하자. 참고로 수면 중의 호흡 상태를 조사한 검사에 따르면, 시간당 5회 이상의 무호흡이 있을 경우 수면 무호흡 증후군이라는 진단을 내린다. 무호흡의 횟수가 1시간에 5~15회면 가

벼운 수준, 15~30회면 중간 수준, 30회 이상이면 높은 수준이라고
보고 있다.

치료 방법에는 몇 가지 종류가 있다. 가벼운 수준의 무호흡이나
저호흡이라면 다이어트만 실행해도 낫는 경우도 있다. 그 밖의 대
표적인 두 가지 치료 방법에 대해 간단하게 설명해 보자.

하나는, CPAP(continuous positive airway pressure, 지속적 기도 양압)라는
기계다. '에어 스프린트', '코 마스크'라고도 불리는 기계로서 잠을
잘 때 코 부분에 마스크를 대고 인공호흡 장치를 연결해서 강제적
으로 공기를 들여보내는 장치다. 이 기계를 사용하면 목이 막히지
않고 부드럽게 호흡할 수 있다. CPAP에는 부작용이 없다. 또한 중
간 수준 이상인 경우에는 보험이 적용되어 대개는 한 달에 한 번 외
래 치료를 받는다. 그리고 치료비의 본인 부담 비율은 약 30%에 불
과해 매월 5,000엔 정도만 지출하면 된다. 현재 일본에서는 약 10만
명 정도가 CPAP를 활용하고 있다고 한다.

또 하나의 치료 방법으로 마우스피스를 사용하는 방법도 있다.
마우스피스를 이용해 아래턱을 몇 mm 정도 앞으로 당겨 고정해 줌
으로써 수면 중에 아래턱이 내려가면서 혀뿌리가 내려앉는 것을 막
아주는 방법이다. 개인마다 자신에게 맞는 모양이 다르므로, 마우
스피스는 전문 치과에서 제작하는 것이 좋다. CPAP도 마우스피
스도 대증 요법에 지나지 않지만, 치료를 시작한 환자들은 "이렇
게 기분 좋게 잠들 수 있어 좋아요!"라며 기뻐한다. 이전과는 비교

할 수 없을 정도로 깊은 잠을 잘 수 있게 되었다는 사람도 많다. 자신이 수면 무호흡 증후군이라고 생각된다면 무호흡의 원인도 찾을 겸, 꼭 한번 병원으로 발걸음을 옮겨보길 바란다.

졸음에 숨겨진
무서운 질병

졸음의
실체

지금까지 대표적인 수면 장애인 가면 우울증과 수면 무호흡 증후군에 관해 살펴보았다. 두 가지 모두 '밤에는 숙면을 취하지 못하고, 낮에는 졸리다'라는 공통적인 문제점을 가지고 있었다. 낮에 졸음이 오는 건, 밤에 충분히 잠을 자지 못하기 때문이다. 그렇다면 수면에 무슨 문제가 있는 건 아닐까라는 것이 이제까지의 주된 내용이었다.

그런데 낮에 졸린 이 증상에도 개인차가 있다. 예를 들면 상담을 무사히 마치고, 점심 식사를 한 뒤 지하철을 타고 편안하게 이동을 하고 있으면, 꾸벅꾸벅 졸음이 찾아온다. 그리고 중요한 미팅 중에 잔뜩 긴장을 하고 있음에도 불구하고, 졸음이 쏟아지는 경우도 있다. 도대체 낮에 졸린 경우 어디까지가 안전한 상태이고, 어디부터가 위험 지대일까.

낮 동안 자신의 졸음 수준이 어느 정도인지 객관적으로 판단할 수 있는 방법이 있다. 이 방법은 미국에서 개발된 '엡워스 주간 졸음 자가 평가 척도(Epworth sleepiness scale)'라는 것인데, 누구나 간단하게 자신의 낮 동안의 졸음 수준이 어느 정도인지 측정해 볼 수 있다. 지금 당장 다음 질문에 대해 가장 적합한 것을 골라보자. 실제로 질문과 같은 상황을 경험한 적이 없다 해도 그런 상황이 되었을 때를 상상하면서 대답해 보자. 채점 방법은 다음과 같다.

0점 — 잠드는 경우는 없다.
1점 — 때때로 잠든다.
2점 — 자주 잠든다.
3점 — 거의 잠든다.

- 앉아서 책을 읽고 있을 때　　　　　　　　0　1　2　3
- TV를 보고 있을 때　　　　　　　　　　　0　1　2　3
- 사람이 많은 장소(회의실이나 영화관 등)에서 가만히 앉아 있을 때

　　　　　　　　　　　　　　　　　　　0　1　2　3

- 남이 운전하는 차를 1시간 정도 타고 있을 때　0　1　2　3
- 오후에 가만히 누워서 쉬고 있을 때　　　　0　1　2　3
- 앉아서 다른 사람과 이야기를 할 때　　　　0　1　2　3
- 술은 마시지 않고 점심 식사를 한 후, 조용히 앉아 있을 때

　　　　　　　　　　　　　　　　　　　0　1　2　3

- 직접 차를 운전하는 중에 신호 대기나 교통 체증으로 몇 분간

　정차하고 있을 때　　　　　　　　　　　0　1　2　3

　이상, 모든 항목의 점수는 총 몇 점인가? 최고점은 24점이지만 10점 이하라면 정상 수준이기 때문에 걱정할 필요는 없다. 만약 11점 이상이라면, 낮 동안 당신의 졸음은 과도한 수준이라고 할 수 있다. 특히 16점 이상이라면 중증일 가능성이 있으니, 전문의 지도 아래 가능한 한 빨리 적절한 치료를 받도록 해야 한다.

　보통 우리는 직장에서 점심을 먹고 난 후에 꾸벅꾸벅 졸거나 하

면 "긴장이 풀어졌어", "집중력이 부족하네" 등등의 부정적인 평가
를 받게 마련이다. 그러나 그런 평가는 당신의 몸을 걱정해서 하는
말은 아니다.

우선은 자신의 신체에서 보내고 있는 SOS 신호를 스스로 깨닫는
것이 무엇보다 중요하다. 그러기 위해서는 위와 같은 방법으로 졸
음을 객관적으로 수치화하는 것이 매우 중요한 판단 기준이 될 것
이다.

다리가 근질근질하거나 움찔움찔하는 현상

그 밖에도 졸음과 관련된 병을 몇 가지 살펴보자.

먼저, 잠을 자고 싶은데 몸에 이상 증상이 나타나서 잠들지 못하
는 불쾌한 병, '하지 불안 증후군'과 '주기성 사지 운동증'에 관해
살펴보자.

하지 불안 증후군은 잠을 자려고 할 때, 등이나 종아리를 중심으
로 다리 안쪽부터 근질근질, 간질간질, 따끔따끔, 저릿저릿하는 등
말로 표현할 수 없는 불쾌감이 밀려들어서 잠을 잘 수 없는 증상을
말한다. 이런 불쾌감이 느껴지면 다리를 움직이거나 긁게 된다. 때

문에 이불 속에 들어가서도 쉽게 잠들지 못하고, 수면의 흐름도 끊기게 된다. 상당히 고통스러운 불면 상태에 빠지게 되는 것이다.

하지 불안 증후군의 원인은 아직 명확히 밝혀지지는 않았다. 이 증후군은 남성보다는 여성, 젊은 사람보다는 중년층 이상에게서 많이 나타나고 있다.

또한 하지 불안 증후군의 50~80%는 주기성 사지 운동증도 동시에 나타난다고 알려져 있다. 잠을 자는 동안에 다리가 픽픽하고 주기적으로 움직이는 것이 주기성 사지 운동증의 특징이다. 이것도 하지 불안 증후군과 마찬가지로 수면이 얕아지거나 다시 잠들기 어려워지는 등의 증상이 나타난다.

이 두 가지 증상의 악화를 방지하는 키워드는 카페인, 알코올, 니코틴, 육체 노동이다. 이 4가지를 자제함으로써 증상이 악화되는 것을 막을 수 있다. 또한 구미에서는 약물 치료를 하는 경우도 있어서, 앞으로의 치료에 큰 기대를 걸고 있다.

장소를 가리지 않고 잠이 드는 '기면증 나르콜렙시'

'잠을 푹 자도 하루 종일 졸음이 남아 있다.'

이러한 대표적인 증상을 나타내는 것이 바로 '기면증(narcolepsy)'이다. 병명의 의미가 나르콜(narcol, 수면)＋렙시(lepsy, 발작)인데, 말 그대로 발작처럼 참을 수 없을 정도의 잠이 쏟아진다. 그렇기 때문에 아무리 '자면 안 된다'라고 생각해도 대화 중이나 보행 중, 식사 중이나 운동 중일 때 등 시간과 장소를 가리지 않고 잠이 들어버리는 경우가 흔하다.

나르콜렙시의 발병은 10~20대 전반에 집중되어 있으며, 이는 결코 희귀한 병이 아니다. 그러나 그 증상이 다른 불면 증상과 마찬가지로 의욕이 없다거나, 성실하지 못하다는 오해를 받는 경우가 많아서 본인에게는 상당히 고민스러운 병이기도 하다.

그러나 나르콜렙시에는 여느 과면증과는 다른 몇 가지 특징이 발견된다.

나르콜렙시의 4가지 특징

- 낮 동안의 과도한 졸음 → 잠을 자면 안 되는 장소나 상황에서도 갑자기 잠들어버린다.
- 탈력 발작 → '화가 난 순간에 혀가 꼬인다', '흥분해서 의자에서 일어난 순간 쓰러져 버린다.' 이와 같이 감정적으로 흥분하면 평상시에는 있을 수 없는 상황에서 탈력이 일어난다.
- 입면 시 환각 → 잠이 드는 동안에 현실감 있는 선명한 환각을

본다. 환청이 들리는 경우도 있다.
• 수면 마비 → 이른바 '가위 눌림' 현상이다. 잠들 때나 깰 때에
소리를 내거나 몸을 움직일 수 없게 된다.

나르콜렙시의 원인은 아직 확실히 밝혀지지 않았지만 약물 치료
는 가능하다. 갑작스런 수면으로 큰 사고나 문제를 일으키지 않기
위해서는 조기 진단과 치료가 필요하다.

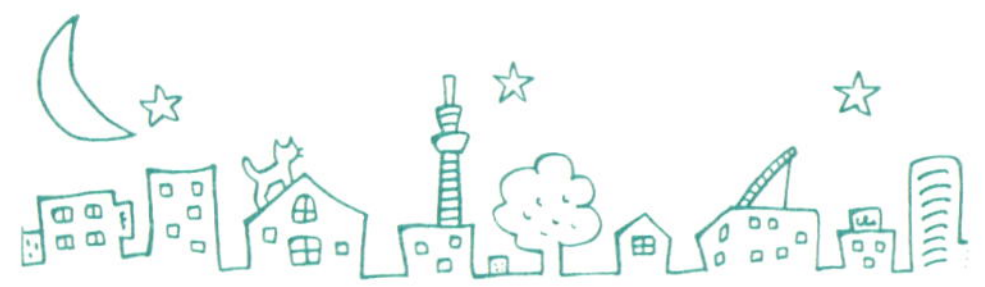

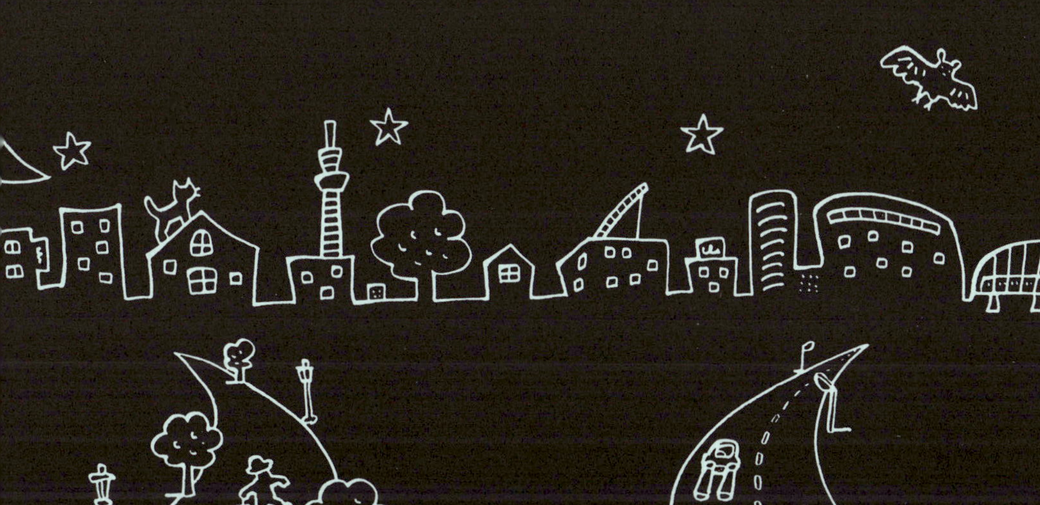

제2장
불면의 밤과 이별하기 위한 새로운 수면 상식

사람은 자지 않으면
어떻게 될까

잠을 우습게 보면
큰코다친다

"어젯밤엔 철야를 해서……", "어젯밤엔 거의 한숨도 못 잤어요……."

사람마다 잠을 자지 못한 이유는 다르겠지만, 간혹 이런 얘기를 듣게 되는 경우가 있다. 잠을 자지 못했더라도 다음날 푹 자거나 해서 건강을 유지하고 있다면 괜찮다. 그러나 문제는 잠들지 못하는 밤이 계속될 때다.

잠을 자지 않으면 우리 몸은 어떻게 될까? 수면은 인간과 동물이 생명을 유지하기 위해 반드시 필요하다. 즉 잠을 자지 않으면 결국에는 생명이 위험해질 수도 있다. 그렇다면 왜 잠을 자야 하는 걸까? 그 수수께끼를 풀 수 있는 단서는 바로 수면 구조에서 찾을 수 있다.

이 장에서는 건강하게 살아가는 데 잠이 필요한 이유와 잘 알려져 있지 않은 수면에 관한 오해에 관해 다각도로 살펴보기로 한다.

"잘 자는 사람이 잘 자란다"

"잘 자는 아이가 잘 자란다"라는 말을 들어본 적이 있을 것이다. 그런데 이 말이 아이에게만 해당되는 것은 아니다. 성인인 우리에게도 해당되는 사실이다.

본래 수면의 가장 큰 역할은 우리 몸의 피로를 풀고 일상생활에 필요한 에너지를 만드는 데 있다. 예를 들어 감기에 걸렸을 때, 증상이 가벼운 경우라면 "몸을 따뜻하게 하고 푹 자면 낫는다"라고 하지 않는가? 이건 결코 그냥 하는 말이 아니다. 안정을 취하고 잠을 자면 불필요하게 에너지를 소비하지 않을 수 있고, 숙면을 취하는 동안 면역력이 강화되어 몸이 빨리 건강을 회복할 수 있기 때문이다.

또한 수면 중에는 성장 호르몬이 분비된다. 성장 호르몬은 왕성한 성장기의 아이들은 물론, 성인에게도 반드시 필요한 물질이다. 구체적으로 성장 호르몬은 새로운 세포를 만들거나, 상처 입은 세포를 회복시키는 등 신진대사를 원활하게 하는 기능이 있어 손상된 몸을 재정비하기 위한 강력한 조력자 역할을 한다. 성장 호르몬은 나이를 먹으면서 점차 분비량이 감소하기 때문에, 적극적으로 분비를 촉진시키기 위해서라도 의식적으로 안정되고 깊은 수면을 취해야 한다.

이처럼 우리는 성인이 되어서도 잠을 자면서 성장하고 있는 것이다. 수면은 또한 우리 몸을 건강하게 만들어주는 역할만 하는 것이 아니다. 뇌를 적절히 쉬게 하고, 에너지를 충전하는 효과도 있다. 수면이 뇌에 어떤 작용을 하는지는 운동과 사고, 기억을 담당하는 '대뇌'라는 부분을 예로 들어 살펴보도록 하자.

대뇌는 우리가 인간답게 살기 위해서 반드시 필요한 중요 부분이지만, 무게로 따지면 전체 체중의 약 2%에 불과하다. 그런데 우리가 낮 동안에 활동을 하기 위해 대뇌가 전체 에너지의 20% 이상을 소비한다고 알려져 있다. 즉 대뇌를 차에 비유하면 차체는 작지만 가솔린 사용량이 많은 차, 즉 연비가 나쁜 차라고 할 수 있다.

낮 동안에 깨어 있기만 해도 에너지를 20%나 사용하는 대뇌이지만, 한 번 잠을 자면 에너지 소비를 약 8%까지 줄일 수 있다. 수면을 통해 소비 에너지를 절반 이하로 절약할 수 있는 '에너지 절약 효과'를 기대할 수 있는 것이다.

잠을 충분히 자지 못했을 때 괜히 짜증이 나거나, 의욕이 나지 않던 경험은 누구에게나 있을 것이다. 이는 대뇌 에너지가 부족하기 때문에 나타나는 증상이다. 가솔린이 없으면 차가 달리지 못하는 것처럼, 뇌는 수면으로 에너지를 축적해 주지 않으면 제 기능을 충분히 발휘할 수 없게 된다.

능력 있는 사람은
'깊게' 잔다

수면이 우리 몸과 뇌를 건강하게 유지하는 데 얼마나 중요한 역할을 하고 있는지 지금까지 살펴보았다. 다음으로, 우리의 일상생활에서 수면이 구체적으로 어떤 도움을 주고 있는지 알아보자.

충분히 잠을 자면 건강뿐만 아니라, 업무에도 도움이 된다. 왜 잠이 부족하면 능력 없는 사람이 되고 마는 것일까. 그 이유를 찾아보

자. 수면 부족 상태가 지속되면 제1장에서 이야기한 것처럼 반드시 몸과 마음에 여러 가지 이상 증상이 나타나게 마련이다.

밤에 잠을 못 자면 낮에 졸린 건 너무도 당연하다. 이렇게 밤에 충분히 수면을 취하지 못하면 일단 컨디션이 나빠지고, 업무에 대한 의욕이 사라지거나 집중력이 떨어진다. 그러면 본래 갖고 있던 업무 능력이 급격히 저하되면서 실수도 잦아지게 된다.

작은 실수라면 나중에 만회하면 별일 없겠지만, 큰 실수일 경우에는 만회하기 위해서 본래 자신이 업무에 할애하던 것보다 몇 배의 시간과 노력이 더 필요하다. 잠자는 시간을 줄여가며 심혈을 기울여 프레젠테이션 자료를 만들었는데, 숫자 한 자릿수만 틀려도 자신의 신용은 뚝 떨어지고 만다. 때문에 그런 상황을 막기 위해서는 처음부터 조금이라도 잠을 자서 에너지를 충전한 후에 집중해서 일을 하는 편이 훨씬 효율적이다. 일의 효율과 리스크 매니지먼트를 생각한다면 일단 푹 자고 원기를 보충할 것, 이것이 가장 중요한 과제라고 할 수 있다.

'질 좋은 수면'을 실현하기 위한 실마리

이상적인 수면의 질

'잠을 푹 잔 이튿날 아침에는 상쾌하게 눈이 떠진다.' 이는 수면에 관한 연구를 하는 전문가가 아니라도 누구나 알고 있는 사실이다. 우리는 "수면은 양보다 질이 중요하다"라든가 "질 좋은 수면을 취하자" 하는 말을 자주 듣게 된다.

그렇다면 도대체 '질 좋은 수면'이란 무엇일까? 답은 매우 간단하다. 앞에서 서술한 것처럼 푹 자는 것, 그리고 아침에 상쾌하게 눈을 뜨는 것이다. 이 두 가지를 실천하고 있다면, 질 좋은 수면을 취하고 있는 셈이다. 솔직하게 말하면 현대 의학에서는 "사람은 왜 잠을 자는가?", "수면이란 무엇인가?"라는 근본적인 문제에 대해서 아직 그 누구도 명확하게 설명하지 못한다. 그렇지만 푹 자고 상쾌하게 일어난 날은 기분도 좋고 의욕도 넘쳐서 업무나 가사 일이 잘 되는 건 분명하다.

수면은 식욕, 성욕과 함께 우리 인간에게 빼놓을 수 없는 욕구 가운데 하나다. 또한 수면은 수술과 보충제 등으로 외부에서 보충하는 것이 절대 불가능하다. 앞에서 수면의 실체에 관한 모든 수수께끼를 해명하는 것은 불가능하다고 언급했다. 그러나 단서가 될 만한 사실은 몇 가지 있다. 예를 들면 질 좋은 수면 구조에 대해서는 우리 몸에 있는 '항상성 유지 기구(恒常性維持機構)'와 '체내 시계'라는 두 가지 시스템이 관련되어 있다는 것이 알려져 있다. 단어만 보면 어렵게 생각될지 모르지만, 내용은 매우 단순하다.

우리 몸에는 '잠을 자지 않으면 언젠가는 졸리게 된다(＝항상성 유지 기구)'라는 기능과 '밤이 되면 자연스럽게 졸립다(＝체내 시계)'라는 기능이 태어날 때부터 갖춰져 있다는 것이다.

이 두 가지 시스템과 더불어 우리의 신체에는 몇 가지 기능이 더 구비되어 있다. 수면과 기상의 리듬을 매일 거의 일정하게 나눌 수 있는 것도 그 때문이라고 할 수 있다.

인간의 체내 시계는
25시간으로 움직인다

여러분은 바쁠 때나 하고 싶은 일이 많을 때 '하루가 30시간이었으면 좋겠다'라고 생각한 적이 있는가? 만약 지금보다 시간적인 여유가 많아진다면, 일을 끝낸 후에 놀러 가거나 여유롭게 시간을 보낼 수도 있고, 아침에 서두르지 않아도 된다. 그러나 24시간으로 정해진 하루 시간을 바꿀 수는 없다. 그리고 그 24시간 중에 많은 사람들이 아침이 되면 눈을 뜨고, 낮에는 활동을 하고, 밤이 되면 잠을 잔다.

이것은 앞에서도 다루었듯이, 우리 몸속에 있는 체내 시계가 작동하기 때문이다.

우리 뇌의 시상(視床) 상부라는 부분에는 작은 솔방울 모양을 한 '솔방울샘(송과체)'이라는 내분비 기관이 있다. 체내 시계는 그곳에서 설정된다. 우리 몸에는 이 체내 시계의 시스템이 내장되어 있기 때문에 아침과 밤을 구별 짓고, 일정한 리듬으로 규칙적인 생활을 할 수 있다. 이 리듬을 아침에 일어나서, 밤에 잠들 때까지의 대상의 하루라는 의미에서 '서커디안 리듬(Circadian rhythm)'이라고 한다.

그런데 여기에서 한 가지 문제가 있다. 체내 시계가 갖는 본래 리듬은 정확하게 25시간이라는 점이다. 즉 하루 24시간이라는 단위보다 1시간이 많다.

때문에, 예를 들어 인간이 낮과 밤의 구별이 되지 않는 어두컴컴하고 아무 소리도 들리지 않는 방에서만 생활한다면, 체내 시계 리듬에 따라 매일 1시간씩 하루가 늦춰지게 될 것이다. 극단적으로 말하면 12일 후에는 12시간이 늦춰져서 결국 밤낮이 바뀐 생활을 하게 된다는 것이다.

이처럼 방치해 두면 점점 늦어지는 신체 리듬을 우리는 24시간이라는 지구 리듬에 맞게 조절하면서 생활하는 것이다. 따라서 아침에 알람 시계의 알람이 울릴 때, '아, 1시간만 더 잘 수 있으면 얼마나 좋을까……'라며 더 자고 싶은 유혹에 빠지는 건, 어쩌면 체내 시계가 우리 몸에게 보내는 희망 사항일지도 모른다.

렘수면과 논렘수면의 조합은 1세트 90분

체내 시계 외에도 우리는 무의식적으로 매일 일정하게 리듬을 나누우면서 생활하고 있다. 예를 들어 잠을 자는 동안에도 리듬을 나누고 있다는 사실을 알고 있는가? 그것이 바로 '렘(rapid eye movement: REM)수면'과 '논렘수면'이다. 어디선가 들어본 적은 있지만, 복잡해서 차이점을 잘 모르겠다는 사람도 많을 테니, 여기에서 간단하게 복습을 해보자.

렘수면은 얕은 잠을 말한다. 눈을 감고 있어도 안구가 데굴데굴 움직이거나, 꿈을 꾸거나 할 때를 말한다. 몸의 근육은 긴장이 풀려서 느슨해져 있는 상태다. 렘수면 동안에는 기억의 정리도 이루어진다.

시험 공부를 예로 생각해 보자. 낮 동안에 공부를 하면 공부한 내용은 일단 '해마'라는 뇌 창고에 저장된다. 그리고 밤이 되어 렘수면을 하고 있을 때 공부한 내용이 꺼내져서 대뇌 피질에 정식 기억으로 새겨진다. 따라서 밤을 새고 멍한 상태로 시험을 치러 가는 것보다 조금이라도 잠을 자는 편이 더욱 바람직하다. 왜냐하면 짧은 수면을 취하는 경우에도 머리가 맑아지고 피로가 회복될 뿐 아니라 기억 정착이 이뤄지기 때문이다.

한편 논렘수면은 얕은 잠에서 깊은 잠까지 4단계의 수면 레벨로 나뉜다. 일반적으로 잠이 들면 바로 깊은 수면 레벨에 이르는 경우가 많다. 렘수면과 다르게 논렘수면 상태일 때 근육은 완전히 느슨해져 있지는 않다.

또한 논렘수면 중에서도 수면 시작 후 3시간 동안은 성장 호르몬

등의 호르몬이 분비되고 신진대사나 면역 기능을 높이는 활동이 이루어진다. 따라서 우리 몸과 뇌를 건강하게 유지하기 위해서도 잠이 들고 나서의 3시간은 무척 중요한 시간이라고 할 수 있다.

이 렘수면과 논렘수면이 한 세트의 수면 단위가 되어, 아침에 눈을 뜰 때까지 몇 세트의 수면이 반복된다. 한 세트의 수면 단위는 약 90분이다. "상쾌하게 일어나려면 90분 단위로 자는 게 좋다"라는 이야기는 바로 이 때문이다.

덧붙여서 성인의 경우 렘수면은 수면 중에서 약 20%를 차지하는데, 갓 태어난 아기는 약 50%를 차지한다. 또한 성장해 가면서 렘수면 시간이 점차 줄어든다는 사실이 밝혀지면서, 렘수면이 뇌 발달에 중요한 역할을 하고 있는 것은 아닐까 하는 추측이 제기되고 있다.

잠은 어디까지 줄일 수 있을까

8시간 수면 신화는 거짓말?

상쾌하게 눈을 뜰 수 있는 수면 시간은 몇 시간이라고 생각하는가? 예전에는 "건강을 위해 8시간을 자자!"라고도 했었고, 마치 신화처럼 "수면은 8시간이 적절하다!"라는 사고방식이 정착되어 있었다. 그러나 지금은 개인차가 있겠지만, 이상적인 수면 시간은 7시간 정도로 바뀌어 있다. 더 이상 8시간 수면은 건강 유지를 위한 필수 조건이 아니라는 것이다.

최근에는 이상적인 수면 시간은 사람에 따라 개인차가 있으며, 그 사람이 숙면하고 기분 좋게 눈을 뜰 수 있는 시간이 가장 좋은 수면 시간이라는 인식이 정착되어 있다. 따라서 매일 5시간밖에 자지 못해도 컨디션이 좋은 사람과 반드시 8시간 이상은 자야 컨디션을 유지할 수 있다는 사람도 있다.

상황에 따라서도 이상적인 수면 시간은 달라진다. 예를 들면 똑같은 8시간 수면이라는 조건이라도 아침부터 밤까지 육체 노동을 하고 밤에 잠자리에 드는 경우, 밤샘을 하고 새벽부터 낮까지 자는 것과는 숙면도가 다를 것이다. 또한 깊은 산 속 고요한 호텔의 고급 침대에서 자는 것과 소음이 끊이지 않는 고속 도로의 고가 아래에서 텐트를 치고 자는 것 역시 숙면도가 다른 건 자명한 일이다. 즉 숙면을 위한 수면 시간은 'X시간'이라는, 만인에게 공통되는 규칙 같은 건 없다고 생각해도 좋을 것이다.

그렇다면 왜 8시간 수면설이 퍼진 걸까?

그 이유는 바로 어느 수면 시간 조사에서 응답자의 약 80%가 최적 수면 시간에 대한 질문에 '6~9시간'이라고 답했기 때문이다. NHK가 발표한 '2010년 국민 생활 시간 조사'에 따르면 일본인의 평일 평균 수면 시간은 7시간 14분이었다고 한다. 휴일의 경우 토요일은 7시간 37분, 일요일은 7시간 59분으로 평균적으로 7시간은 수면을 취하고 있었다.

주변을 둘러보면 수면 부족을 호소하는 사람들은 많지만, 막상 시간으로 따져보면 '부족'을 호소할 정도로 잠이 모자란 상황은 아닌 경우가 많다. 이는 다시 말하면 수면 시간은 어느 정도 확보하고 있지만, '푹 잤다'라는 느낌을 받지 못하는 경우다.

결국 수면은 얼마만큼 자느냐의 문제가 아니라 자신이 얼마나 숙면하고 기분 좋게 일어날 수 있는가가 중요하다. 덧붙여서 이 조사는 1960년부터 5년마다 실시되고 있기 때문에, 우리의 수면이 어떻게 변화되어 왔는지를 알 수 있다. 예를 들면 앞에서 이야기한 7시간 14분이라는 평일의 평균 수면 시간은 5년 전과 비교하면 조금 짧아졌다. 더욱 자세히 살펴보면, 아침 5시 30분에서 7시에 일어나는 사람이 증가하고 있다는 것을 알 수 있다. 그와 동시에 밤 12시가 지나서 잠을 자는 사람의 비율이 늘어나고 있다는 데이터도 있다. 이 결과를 통해 아침에 일찍 일어나는 사람과 밤늦게까지 깨어 있는 사람 모두 증가했다는 추측을 할 수 있다. 따라서 전체적으로 보면 평균 수면 시간이 감소했다는 결과가 나온다.

나는 매일 기본적으로 6시간 정도 잠을 잔다. 그러나 조금 피로가 쌓였거나, 느긋하게 쉬고 싶을 때는 1시간을 늘려서 7시간을 자는 등 컨디션에 따라 수면 시간을 조절하고 있다.

'몇 시간 자야 해!'라는 규칙을 세우지 말고, 적당히 조절하면서 잠을 자는 편이 정신적으로도 편안하기 때문이다. '매일 8시간 수면 필수!'라고 정해놓은 사람이 어느 날 6시간밖에 잠을 자지 못했다면, '평소보다 2시간이나 덜 잤으니 오늘은 분명 컨디션이 별로일 거야'라고 부정적으로 생각하지 않겠는가? 그보다는 '오늘은 별로 피곤하지 않으니까 6시간 정도면 충분하겠지'라고 생각하는 편이 정신 건강에도, 숙면을 취하는 데도 바람직하다.

반복해서 말하자면, 적정한 수면 시간은 사람에 따라서도 다르고, 주변 환경과 컨디션에 따라서도 달라진다. 자신의 상황에 맞춰 만족할 수 있는 수면 시간을 찾길 바란다.

숏 슬리퍼와
롱 슬리퍼

프랑스의 황제 나폴레옹은 하루에 3시간밖에 자지 않은 인물로 유명하다. 게다가 그는 3시간을 한꺼번에 자지 않고 4시간마다 15분씩 수면을 취하면서 활동적으로 생활했다는 설도 전해진다. 그것이 만약 진실이라면 나폴레옹은 상당히 특수한 수면 스타일을 가진 사람이라고 할 수 있다.

나폴레옹과 같이 하루 수면 시간이 6시간 미만이지만 충분한 숙면을 취했다고 느끼는 사람을 '숏 슬리퍼(short sleeper)'라고 한다. 숏 슬리퍼로 유명한 사람은 예술가와 과학자로서도 재능을 발휘한 레오나르도 다빈치나 발명왕 에디슨이 있다.

반면 물리학자 알베르트 아인슈타인은 "9시간 이상 자지 않은 날은 머리가 맑지 않다"고 주위 사람에게 말했다고 한다. 마찬가지로 일본의 노벨상 수상자인 물리학자 고시바 마사토시(小柴昌俊)도 하루 11시간씩 잔 걸로 잘 알려져 있다. 숏 슬리퍼와 반대로 매일 수면 시간이 9시간 이상인 사람을 '롱 슬리퍼(long sleeper)'라고 한다.

이 숏 슬리퍼와 롱 슬리퍼 이야기를 들으면, '세상에는 그렇게 특이 체질인 사람도 있구나' 하며 놀랄지도 모른다. 하지만 이를 부정하는 사고방식도 존재한다. "하루에 고작 3시간을 자면서 일생을 건강하게 보낼 수 있는 사람은 없다"라는 말이다. 즉 단시간 수면으로 건강하게 생활할 수 있는 것은 긴 인생 중에 특정 기간에 불과하며, 평생 짧은 수면을 지속하며 사는 사람은 없을 것이라는 의견이다.

생각해 보면 우리에게도 비슷한 시기가 있을 것이다. 평상시 8시간 정도 자지 않으면 하루 컨디션이 좋지 않은 사람이 있다. 그런 사람일지라도 애인과의 데이트 전날, 3시간밖에 못 자도 최상의 컨디션을 유지할 수 있는 것은 평상시보다 기분이 한층 들떠 있기 때문이다.

또한 '내가 왜 이런 일을 해야 하는 거야!'라며 자신의 업무에 대해 부정적으로 생각하는 사람에게 잔업은 그저 수면 시간을 단축시키는 짜증나는 일일 뿐이다. 그러나 그와 반대로 일이 한참 상승세를 타고 있는 사람은 피로도 잊은 채 즐거운 마음으로 밤늦게까지 야근을 해낼 것이다.

이처럼 일종의 '조(躁)' 상태일 때는 몸도 마음도 건강하다고 생각하기 때문에 실제 자신의 능력 이상으로 분발하는 경우가 있다. 또한 주변에서는 그런 모습을 보고 "저 사람은 매일 3시간밖에 자지 않는데도 언제나 기운이 넘치는군"이라고 평가하게 된다.

때문에 단시간 수면을 취하고도 기운이 넘치는 건 일정 기간 동안에 나타나는 특별한 현상이며, 태어나서부터 죽을 때까지 일생 동안 단시간 수면을 할 수 있는 건 아닐 거라고 보는 것이다.

"수면 시간을 어디까지 줄일 수 있을까?"에 관해서는 미국의 수면 연구자인 스탠피 박사에 의한 연구도 보고되어 있다. 스탠피 박사는 1회 30분의 수면을 1일 6회, 즉 합계 3시간의 분할형 수면 스타일로 인간이 어디까지 생활할 수 있을까라는 실험에 도전했다. 그리고 그는 약 6주간이나 그런 생활을 지속하는 데 성공했다. 다만, 그 성과를 듣고도 따라하려는 사람이 거의 없었다는 점도 사실이다. "3시간을 자고도 이제까지와 다름없이 생활할 수 있다"라고 해도, 잠을 자는 쪽의 매력이 더 크기 때문에 분할형 수면 스타일을 실행에 옮기는 사람은 거의 없다.

똑같은 인간이라는 생물체이기 때문에, 개인에 따라 체질에 큰 차이가 있다고는 생각하기 어렵다. 때문에 '나는 숏 슬리퍼이니까 자지 않아도 괜찮아'라든가, '나는 롱 슬리퍼이니까 충분히 자지 않으면 컨디션이 나빠져'라고 마음대로 결정짓는 건 잠에 대한 압박으로 작용할 뿐이다.

억지로 수면 시간을 줄이는 것 역시 올바른 방법이 아니다. 그보다는 상황에 걸맞은, 자신에게 가장 적합한 수면 시간을 취하는 것이 우리의 몸과 마음에 이롭다. 기본적으로 수면 시간은 지나치게 줄이는 것도, 쌓아두는 것도 불가능하다는 걸 염두에 두길 바란다.

불면으로 인한 생리 불순과 피부 트러블

많은 여성들의 고민거리인 생리 불순과 피부 트러블도 수면과 깊게 연관되어 있다.

일반적으로 생리 불순이라고 하면, 산부인과 계통의 트러블을 떠올릴 것이다. 그러나 수면으로 인해 생리가 불규칙해지는 경우도 있다. 그 이유는 앞에서 이야기한 체내 시계가 제대로 작동하지 않기 때문이다.

여성의 생리 주기에는 개인차가 있긴 하지만, 대개 한 달에 한 번의 주기로 오는 사람이 많다. 30일 주기인 사람의 경우에는 아침과 밤 세트를 30회 반복하면 생리가 한 번 찾아오게 된다.

그런데 규칙적인 수면을 취하지 않으면, 체내 시계가 제대로 작동하지 못해서 아침과 밤을 제대로 인식하지 못하게 된다. 그렇게 되면 하루의 시작과 끝이 모호해지면서 우리 몸은 혼란을 일으키게 되고, 30일이었던 생리 주기가 25일이 되거나 35일이 되는 등 생리 날짜가 불규칙해진다.

주기가 흐트러지고 생리 불순이 생기는 것은 여성의 신체적 기능에 문제가 생길 수 있다는 위험 신호이기도 하다. 그렇기 때문에 매일 정해진 시간에 자고 일어나는 규칙적인 생활을 통해 체내 시계를 일정한 페이스로 움직이게 하는 것이 생리 불순을 예방하기 위한 하나의 방법이라고 할 수 있다.

또한 피부가 거친 사람에게 공통적으로 나타나는 특징 가운데 변비가 있는데, 실은 이것 역시 충분히 잠을 자지 못하는 것이 원인일 가능성이 크다. 잠이 부족하면 왜 변비가 생기는 걸까. 그 구조는 다음과 같다.

밤에 푹 자지 못하는 사람은 필연적으로 아침에 약하다. 회사원일 경우, 아침에 간신히 눈을 떠 느긋하게 화장실에 앉아 있을 시간도 없다. 위나 장이 잠에서 깨기 전에 집을 나서야 하고, 회사에 도착해서 마시는 차나 커피가 하루의 첫 번째 음료가 되면 당연히 그 후에야 화장실에 가고 싶어질 것이다. 하지만 회사에서는 변의를 느껴도 차분히 일을 보지 못하는 사람이 많다. 때문에 변의가 와도

참게 되고, 그런 상황이 반복되다가 결국 변비에 걸리는 것이다.

변비에 걸리면 체내에 노폐물이 쌓이게 되고, 몸 밖으로 배출되지 못한 노폐물들이 뾰루지 등의 피부 트러블을 일으키기도 한다. 몸 안에 필요 없는 것이 쌓여 있는 느낌은 정신적으로도 유쾌한 일이 아니다. 무엇보다 며칠이나 변비가 계속되다가 배변의 고통을 맞는 것 역시 괴로운 일 가운데 하나다. 변비 외에도 수면 부족으로 인해 피부 트러블이 발생하는 원인은 더 있다.

피부의 신진대사는 수면 중에 이뤄지는데, 수면 시간이 부족하거나 취침 시간이 일정하지 않으면, 피부 재생 리듬이 깨지게 된다. 잠이 부족하면 피지량과 수분 보유량이 저하한다는 데이터도 있다. 피부 트러블을 예방하기 위해서도 숙면은 반드시 필요하다. 잔주름과 건조해진 피부로 인해 실제 나이보다 늙어 보이는 사람 중에는 숙면을 취하면 개선되는 경우도 있다.

밤에는 숙면을 취하고, 아침에는 화장실에 갈 수 있도록 시간적 여유를 갖고 일어난다. 정말 간단한 일이지만 이런 사소한 습관으로 생리 불순과 피부 트러블이 없어지고, 하루를 기분 좋게 보낼 수 있다면 훌륭한 습관이라고 생각하지 않는가.

수면을 둘러싼 7가지
의문과 오해

수면에 관한 지식 중에는 예전부터 전해 내려오는 것이 많다. 그러나 최근 학설에서 인정받지 못하거나, 잘못된 사실이 정정되지 않고 버젓이 판을 치는 경우도 많다. 이 장에서는 수면에 관한 작은 의문과 오해에 대해 생각해 보고자 한다.

수면에 관한 의문 1.
수면 부족과 수면 과다, 어느 쪽이 더 괴로울까

'시간에 구애받지 않고 마음껏 늦잠 잘 수 있다면 얼마나 좋을까…….'

바쁠 때나 피곤할 때 이런 생각을 한 적은 없는가.

수면 부족인 사람 처지에서 보면, 수면 과다인 사람이 무척 부러울 것이다. 하지만 실제로는 수면 부족보다도 수면 과다가 더 괴롭다고 한다. 예를 들어 휴일에 알람 시계를 맞추지 않고 마음껏 자고 일어나면 의외로 몸이 축 늘어지고 피곤할 때가 있다. 그 이유는 오랫동안 잠을 자긴 하지만 논렘수면의 깊은 수면에 빠지지 못하고 선잠을 잘 뿐 숙면을 취하지 못하기 때문이다.

보통 우리 몸은 낮에 깨어 있는 시간이 길수록 논렘수면의 양이 많아져서, 푹 잘 수 있도록 만들어져 있다. 때문에 반드시 오래 잔다고 해서 바람직한 것은 아니다. 이상하게 들릴지도 모르지만, 깨어 있는 시간 동안 확실하게 몸을 피곤하게 만들자. 그렇게 하면 밤에 숙면을 취할 수 있다. 말하자면 빈둥빈둥 시간을 보내는 것이 아니라, 낮과 밤으로 변화와 리듬이 있는 생활을 하는 것이다. 이것이 부족하지도 지나치지도 않은 적절한 수면을 취하면서 기분 좋게 하루하루를 보낼 수 있는 요령이다.

하지만 '피로가 쌓여서 평소보다 좀 더 자고 싶다'라고 생각할 때도 있을 것이다. 그럴 때는 늦잠보다는 취침 시간을 앞당기는 방법이 바람직하다. 구체적으로는 이런 방법이다. 평상시에는 12시에 자고 6시에 일어나는 사람이 평상시보다 2시간 더 자고 싶다면 12시에 자고 8시에 일어나는 것이 아니라, 11시에 자고 7시에 일어나도록 하는 것이다. 이렇게 하면 아침과 밤에 1시간 정도의 차이만 생기므로, 체내 시계도 크게 혼란을 일으키지 않는다. 거기에다 몸도 마음도 만족스럽고 개운하게 아침을 맞을 수 있게 된다. 그러나 사회인에게 있어서 1시간 늦게 일어나는 건 쉬운 일이 아니다. 그래서 스스로 수면을 조절하는 방법에 대해 제4장에서 자세히 이야기하려고 한다.

"먹고 바로 자면 소가 된다." 이 말은 식후에 빈둥대는 사람이나 아이에게 단정치 못한 품행을 주의시키기 위해 오래 전부터 부모님들이 자주 쓰던 말이다. 물론 인간이 소가 되는 일은 없지만, 식후에 특히 점심 식사를 한 후 졸음을 느끼는 사람은 많다. 그 이유를 '배가 부르면 졸리니까'라고 생각할지도 모른다.

분명 우리 몸은 식사를 하면 뇌에서 포만감을 유발하는 물질이 나오고, 이것은 동시에 우리 몸을 나른하게 만든다. 그러나 아침 식사나 저녁 식사를 한 후에는 점심 식사를 한 후만큼 졸리지 않다는 걸 고려하면, 포만감만이 이유는 아닐 것이다.

그렇다면 도대체 왜 점심을 먹고 난 후에 유독 졸음이 쏟아지는 걸까?

여기에도 역시 체내 시계의 리듬이 관련되어 있다. 우리 몸이 가진 체내 시계는 '매일 밤이 되면 잠이 온다'라는 리듬을 갖고 있는데, 실은 정오가 지났을 때쯤에도 한 번 졸음을 촉진하는 시간대가 있다는 사실이 밝혀졌다. 점심 식사를 한 후의 시간대와 이 작은 졸음이 밀려오는 시간대가 딱 겹쳐 있기 때문에 점심 식사를 한 후에는 졸음이 쏟아지는 현상이 생기는 것이다.

수면에 관한 의문 3.
남성의 수면과 여성의 수면에는 차이가 있는가

남성과 여성의 수면에 차이가 있다는 의견이 있다. 그 이유는 남녀에게 분비되는 호르몬이 서로 다르기 때문이다. 남성의 경우에는 호르몬 분비에 주나 월 단위의 주기가 없고, 일생 동안 거의 변동이 없다. 그러나 여성의 경우는 생리와 임신, 육아와 같은 사이클에 의해 호르몬의 분비가 극적으로 변화한다.

"생리 전이나 임신 중에는 졸리다"라는 여성이 있는 반면, "생리 중에는 숙면을 취하지 못한다"라는 여성이 있는 이유도 호르몬이 수면에 영향을 미치기 때문이다. 특히 성호르몬과 수면 관계는 확실하게 밝혀지지 않았기 때문에 '어쩌다가 그 사람의 수면 부족 시기와 생리가 겹친 것뿐'일 가능성도 배제할 수 없다.

또한 생리나 임신은 어느 정도 예측 가능한 범위의 현상이기 때문에 그 기간 동안은 무리하지 않고 푹 잘 수 있도록 스케줄을 조절하는 것도 방법 중 하나다.

간혹 전업주부들 중에 "밤에 잠을 잘 자지 못하는데 불면증 아닐까요?"라고 상담을 해오는 경우가 있다. 하지만 자세히 이야기를 들어보면 가사나 육아에서 해방된 낮에 1~2시간의 쪽잠을 잔 것이 원인인 경우가 대부분이었다.

이러한 현상은 전업주부뿐 아니라 불면으로 고민하는 모든 사람

에게 해당되는데, 쉽게 잠들지 못할 때에 '오늘밤도 못 자면 어쩌
지……' 하는 불안감에 더더욱 잠들지 못하는 경우가 많다.

실제로 잠이 들지 않는 것을 지나치게 의식해서 더욱 잠자기가
힘들어지는 건 흔한 일이다. 그럴 때는 '하루이틀 정도 못 잔다고
죽지는 않겠지'라고 느긋하게 생각하고, 편안하게 마음을 먹길 바
란다. 무엇보다 서두르지 않는 것이 중요하다.

수면에 관한 의문 4.
가위 눌림과 수면 중 이상 증상은 병의 징후?

눈은 뜨고 있는데 몸이 움직이지 않거나, 자고 있는 동안에 누군가가 내 몸 위로 올라탄 느낌 등과 같은 기이한 현상을 가위 눌림이라고 하는데, 의학적으로는 이런 현상을 수면 마비라고 부른다.

가위 눌림은 뇌는 정상적으로 기능하고 있는데, 몸에 힘이 다 빠져나가서 움직이고 싶어도 움직일 수 없는 상태다. 이런 가위 눌림 현상은 주로 얕게 잠이 들었을 때, 즉 렘수면 상태일 때 나타난다. 따라서 스트레스나 피로 등으로 충분히 숙면을 취하지 못할 때는 가위 눌림이 일어나기 쉬운 상태라고 봐도 좋다. 가위 눌림은 기이한 현상이나 병이 아니니 안심해도 좋다.

또한 수면 중에 이상 증상을 보이는 경우도 있는데, 주로 아이들에게 많이 나타난다. 멍하게 있다가 벌떡 일어나서 돌아다니는 '착란성 각성'이나 '몽유병', 잠을 자다가 갑자기 잠에서 깨어 비명을 지르는 '야경' 등의 증상이다.

이런 증상은 대부분 크면서 자연스럽게 낫기 때문에, 내버려둬도 큰 문제는 없다.

그러나 성인이 되어서도 심각한 증상이 계속될 때에는 주의할 필요가 있다. 과도한 스트레스나 정신적인 충격이 더해져서 이상 증상으로 이어졌을 가능성이 있기 때문이다. 본인이 자각하지 못하는 경우는 "조금 피곤한 것 같은데, 건강 진단을 받아보는 건 어때?"
라고 물은 뒤 자연스럽게 병원에 가도록 권유하는 것도 상대를 위
한 배려일 것이다.

수면에 관한 오해 5.
깼다가 다시 자면 몸이 편안해지는가

누구에게나 '조금만 더 자고 싶어……' 이렇게 생각하며 겨우 눈을 떴다가 '더 자고 싶은' 유혹에 넘어간 경험은 있을 것이다. 그러나 수면 과다와 마찬가지로 그 당시에는 기분이 좋았을지 몰라도 나중에는 오히려 몸이 괴롭다고 느끼게 되는 것이 깼다가 다시 자는 것의 정체다.

한 번 깼다가 다시 자고 나면 몸이 괴로워지는 이유는 수면 메커니즘을 생각하면 명확해진다. 앞에서 밝힌 것처럼 수면은 얕은 수면인 렘수면과 깊은 수면인 논렘수면 두 가지가 함께 찾아온다. 그리고 이 구조는 도중에 가로막혔을 경우, 출발점으로 돌아가서 얕은 렘수면부터 다시 시작한다.

따라서 아무리 깊게 잠을 자고 있었다고 해도 아침에 알람 시계가 울려서 눈을 뜬 시점에서 수면은 완료된다. 그때부터는 다시 잠을 자도 깊은 잠은 계속해서 맛볼 수 없게 된다. 즉 다시 잠을 자도 고작 5분이나 10분 정도로는 얕은 수면이 더해질 뿐이다. 따라서 그 짧은 시간 동안 숙면의 만족을 얻는 건 불가능하다.

결론을 말하자면, 일단 눈이 떠졌을 경우 바로 일어나버리는 것이 최선이다.

몸을 일으켜 아침 햇살을 맞으면 좋든 싫든 우리 몸은 눈을 뜨게

된다. '다시 잠을 자도 피로는 풀리지 않는다'라는 점을 마음에 새
겨두면, 다시 잠이 들었다가 아침 한때를 우왕좌왕 보내는 일은 막
을 수 있지 않을까.

수면에 관한 오해 6.
불면과 불면증은 어떻게 다른가

예를 들어 중요한 프레젠테이션 전날 긴장이 되어 잠을 자지 못한 것, 그리고 짝사랑하는 상대와 드디어 데이트를 하게 됐다고 생각하니 설레서 잠이 오지 않는 증상 등은 불면증이 아니라 불면이다. 두 경우 모두 프레젠테이션이나 데이트가 끝나면 잠을 잘 수 있게 되기 때문이다. 불면은 대부분 잠을 자지 못하는 이유가 분명하다.

잠을 자지 못한다라는 의미는 같지만, 사실 불면과 불면증은 단어의 의미가 미묘하게 다르다. 대충 말하면 일과성(一過性)인 것이 불면, 지속적인 것이 불면증이다.

불면증은 병으로서 수면 장애의 일종에 해당한다. 쉽게 잠들지 못하거나 수면의 흐름이 깨져 본인 스스로 잠을 자지 못해서 괴로워하거나 잠을 잔 느낌이 안 드는 상태다. 그리고 실제로 수면 장애로 인해 일상생활에 지장이 생기는 경우도 있다. 불면과는 달리 불면증은 '왜 나는 잠을 자지 못할까. 자고 싶은데……'라며 잠들지 못하는 원인이 분명하지 않은 경우가 많다.

이처럼 본인의 주관과 객관적인 장애가 합쳐짐으로써 불면증이 되는 것이다. 따라서 잠들지 못하는 상태가 계속된다고 해도 자신의 생활에 아무 지장이 없으면 불면증이라고 진단하지 않는 경우도 있다.

덧붙여서 '회사의 사활이 걸린 프로젝트가 궤도에 올라 있기 때문에 적어도 2주간은 잠을 잘 여유 같은 건 없다. 하지만 프로젝트에 대한 성취감과 잠을 바꿀 수는 없다. 어차피 지금은 피곤하지도 않고 잠을 자고 싶은 마음도 없다'와 같은 경우에는 불면증이 아니라 그저 수면 부족일 가능성이 높다.

수면에 관한 오해 7.
수면 보충(미리 자두는 것)은 효과가 있을까

평일에는 아무래도 잠이 부족하다고 느끼는 사람 중에 휴일이 되면 부족한 잠을 보충할 수 있는 절호의 기회라고 생각하고, 마음껏 자는 사람이 많을 것이다.

수면 보충이라고 하면 '보충하다'라는 단어가 가진 이미지처럼 잠을 저금하는 것이라 생각하겠지만, 엄밀히 말하면 그렇지 않다. 과거에 생긴 수면 부족, 이른바 '수면의 빚'을 갚을 수는 있어도, 앞으로 부족해질 수면 시간을 한꺼번에 모아서 쌓아두는 것은 불가능하다.

수면 보충이 불가능한 이유는 크게 두 가지로 설명할 수 있다.

첫 번째 이유는 체내 시계가 존재하기 때문이다. 앞에서도 몇 차례 이야기했듯이 체내 시계가 있기 때문에 우리 몸은 매일 밤이 되면 졸음을 느끼게 되어 있다. 따라서 아무리 전날 푹 잤다 해도, 다음날 밤이 되면 잠을 잘 수 있는 것이다. 미리 자두었다고 해서, 그 다음날 한숨도 자지 않았다는 사람은 본 적이 없다. 오히려 수면 보충을 하면 체내 시계를 늦어지게 만드는 원인이 되기 때문에 하지 않는 편이 낫다.

또 다른 이유는 수면 보충에 의한 수면의 질이 반드시 좋다고 할 수 없기 때문이다. 우리 몸은 필요한 양의 수면이 만족되고 나면,

'선잠'과 같은 얕은 수면이 지속된다. 그렇기 때문에 수면 보충은
아무런 의미가 없다. 수면은 빚을 갚는 건 가능해도 저금하는 건 불
가능하다라는 사실을 기억해 두길 바란다.

제3장
아침에 강해지는 비결

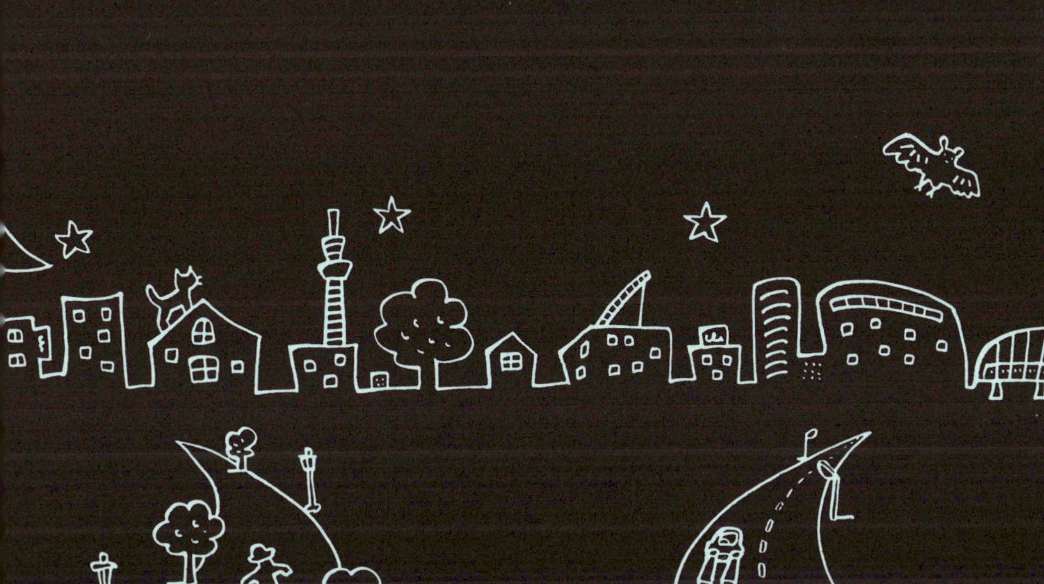

잠을 잘 자는 사람과
그렇지 못한 사람의 차이점

지하철에서 잠을 자는 사람은
수면 장애?

여러분은 지하철에서 자리에 앉았을 때 주로 무엇을 하는가. "통근 전철은 만원이어서 아무것도 할 수 없다"라고 한탄하는 사람일지라도, 낮이 된다면 이야기가 달라진다. 예전에는 책을 읽는 사람이 많았으나, 요즘은 대부분의 사람들이 잠을 자거나 휴대폰을 만지거나 할 것이다.

외국인 여행객들은 그런 일본인의 모습을 보고 모두 놀란다고 한다. 그들은 "일본에서는 자고 있어도 소매치기나 날치기 같은 범죄를 당하지 않나요?" 치안에 관해 염려하는 점도 그렇지만, 더욱 충격적인 건 "일본인은 왜 그렇게 지쳐 있나요?"라고 놀라는 것이다. 며칠에 걸쳐 이동하는 것도 아니고 고작 한 시간 정도 지하철을 타는 것뿐인데, 그 짧은 시간조차 잠을 자야 할 정도로 지쳐 있는 사람들의 모습이 걱정스럽다.

우리는 왜 지하철 안에서 꾸벅꾸벅 조는 것일까. 사실 낮 시간에 조는 이유는 명백하다. 밤에 잠을 푹 자지 못하기 때문이다. 때때로 부족한 수면 시간을 보충하기 위한 해소 방법으로 낮잠을 자는 것이 좋다고 한다. 그러나 나는 그다지 추천하고 싶지 않다. 생활 리듬에는 개인차가 있긴 하지만, 기본적으로 인간은 낮에는 깨어 있고, 밤에는 잠을 자는 동물이기 때문이다.

극단적인 예로, 낮에 낮잠을 자면 밤에 잠을 설치지 않는가. 그리고 평범한 생활을 하는 사람 중에 당당하게 낮잠을 잘 수 있는 사람은 그리 많지 않다. 전업주부나 프리랜서처럼 자택에서 일을 하는 사람이나 택시 기사 등을 제외하면 직장에서 잠을 자기란 쉬운 일이 아니다. 그렇기 때문에 더더욱 이동하는 교통수단 안에서나 공원과 같은 한정된 공공장소에서 잠을 자게 되는 것 아닐까. 실제로 짧은 시간이라도 자고 나면 상쾌함을 느끼는 사람도 있다. 하지만 그 상쾌함이야말로 밤에 잠을 자지 못하게 만드는 원인일 가능성이 크다.

"자지도 않고, 쉬지도 않고 일한다"라는 표현이 있는데, 낮에 전철에서 졸고 있는 비즈니스맨들 가운데 대다수가 수면 장애라고 단정 짓기 전에 우선 수면 부족을 의심해 보는 것이 좋다. 밤에 자는 시간이 부족하다면, 낮에 졸린 것은 당연하다. 이런 사람들은 일단 밤에 빨리 잠자리에 들 수 있도록 노력을 해보도록 하자. 일단 밤에 충분히 잠을 자도록 하자. 그렇게 해서 낮에 지하철에서 조는 일이 줄어든다면, 그것은 수면 장애가 아니라 단순한 수면 부족이라고 할 수 있다.

시차 부적응자가 급증한다

외국에 다녀온 것도 아닌데, 시차 부적응 증상을 보이는 사람들이 늘고 있다.

이제까지 이야기해 온 체내 시계는 시차 부적응을 일으키는 큰 원인이다. 본래 시차 부적응이란 10시간 전후의 시간 차이가 나는 해외를 오감으로써 몸이 시차에 적응하지 못해 일어나는 현상이다.

예를 들어 일본에서 아침 비행기로 출발해서 10시간 가까이 비행기를 타고 있으면 우리 몸속에 있는 체내 시계는 '이제 슬슬 밤이 오겠지'라고 판단하고, 차츰 몸을 쉬게 하고 잘 준비에 들어가려고 한다. 그런데 시차 때문에 도착지가 아침이거나 하면, 그때부터 하루를 시작할 수밖에 없다. 그러면 좋든 싫든 활동을 강요받기 때문에 체내 시계는 '밤이어야 하지 않나?'라며 혼란스러워하기 시작한다. 몸과 뇌는 취침 모드로 돌입해 쉬고 싶어 하는데, 몸을 끊임없이 움직인다면 정신이 멍해지거나 컨디션이 나빠지게 마련이다. 그런 증상을 시차 부적응이라고 일컫는데, 실제로 체험을 해보니 시차 부적응은 생각보다 훨씬 괴로운 것이었다.

그런데 시차가 있는 외국에서 귀국했을 때, 최대한 빨리 시차에 적응하는 방법을 알고 있는가? 최대한 빨리 시차에 적응하는 방법은 가능한 한 외국에 있을 때의 시간을 의식해서 행동하는 것이다. 즉 신체를 속이는 것이다. 예를 들어 낮과 밤이 바뀐 나라에 갔을 때 현지에서 밤이 되어 잠을 자려고 할 때에도 '지금 일본은 낮이지'라고 생각함으로써 일본의 시간을 의식하는 것이다. 그리고 충분히 길게 자는 것이 아니라, 여느 때보다 수면 시간을 단축시킨다. 그렇게 해서 체내 시계의 원래 생활과의 오차를 가능한 한 줄이는 것이다.

이렇게 하면 귀국해서 일상생활로 돌아왔을 때에도 부담이 훨씬 적어진다. 덧붙여서 시차 부적응은 서쪽을 도는 비행과 동쪽을 도는 비행 사이에 조금 차이가 있다고 알려져 있는데, 실은 이것도 체내 시계의 구조와 관련이 있다. 체내 시계는 25시간 단위로 움직이고 있기 때문에, 하루가 짧아지는 것보다 길어지는 편이 우리 몸이 부담을 적게 느낀다.

해외여행으로 프랑스에 머무를 때보다 오히려 귀국했을 때 시차 부적응을 강하게 느끼는 것은 '현실 생활로 돌아와버렸네!' 하는 허망함뿐만 아니라, 실제로 몸에 부담이 생기기 때문이라고 할 수 있다.

자, 다시 원래 이야기로 돌아가자.

"낮에 왠지 모르게 몸이 나른해. 졸음이 가시질 않아."

"밤에는 눈이 말똥말똥해."

최근 이런 시차 부적응과 닮은 증상이 해외에 나가지도 않은 사람에게까지 증가하고 있다.

결론부터 말하면 시차 부적응 증상이 나타나는 건 체내 시계가 고장 났기 때문일 가능성이 크다. 체내 시계는 우리가 기분 좋게 하루하루를 보내기 위해 반드시 필요한 기능이다.

그렇다면 체내 시계가 왜 고장 난 것인지, 그 이유에 대해 생각해보자.

당신의 체내 시계가
망가지고 있다

체내 시계가 고장 나는 원인 가운데 하나로, 예전의 나쁜 생활 습관을 고치지 못한 경우를 들 수 있다. 지금은 사회인이 되어 규칙적인 생활을 하고 있는 사람이라도 학창 시절에 게으른 생활을 해온 경험이 있다면 주의해야 한다. 그 시절부터 체내 시계가 망가져 있을 가능성이 크기 때문이다.

예를 들면 이런 경우다.

학생이라고 해도 대입 시험이 끝나고 나면, 그동안의 규칙적인 생활과는 확 달라진 생활을 하게 된다. 이른 아침 매일매일 정해진 시간에 학교에 가지 않아도 되면서 밤늦게까지 노는 일도 잦아질 것이다.

그리고 대학생이 되면 더욱 심해져서 새벽 2, 3시까지 게임을 하거나 친구와 놀다가 늦게 자고 다음날 오후가 다 돼서야 눈을 뜬다. 그때부터 느릿느릿 일어나 샤워를 했더니, 금세 저녁이 다 되어 있고, 그날도 또 새벽 2, 3시까지 깨어 있는 일상이 몇 년이고 반복되는 것이다. 이 단계에서 체내 시계는 밤낮을 구별하지 못하게 되면서 고장이 나고 만다.

한번 망가진 체내 시계를 되돌리기란 쉽지 않다. 그리고 이제까지 넣 년이나 밤낮이 바뀐 생활을 해온 사람이 갑자기 규직적으로 생활하는 것도 생각만큼 쉽지 않다. 망가지긴 했어도 체내 시계는 '3시에 자고 12시에 일어난다'라는, 큰 폭으로 어긋난 리듬을 기억하기 때문에, "매일 아침 9시에 타임카드를 찍도록!"이라는 말을 들어도 생활 습관을 쉽게 바꾸지 못한다. 그 결과 밤에는 자지 못하고 밤늦게까지 깨어 있지만, 아침에 일어나는 시간은 바꿀 수 없기 때문에 수면 부족이라는 사태를 초래하게 되는 것이다.

더욱 난감한 것은 사회생활을 하는 대부분의 사람들은 평일의 부족한 잠을 휴일에 보충하려고 한다는 점이다. 이렇게 되면 모처럼 올바른 리듬으로 돌아온 체내 시계가 '역시 이 상태가 좋았군!'이라며, 게을렀던 예전의 습관으로 돌아가려고 하면서 또다시 혼란에 빠지고 만다.

주말에 잠을 너무 많이 잔 탓에 일요일 밤에는 잠을 설치고, 한 주의 시작인 월요일부터 수면 부족 상태에서 시작한 경험은 없는가?

이것은 체내 시계가 혼란에 빠졌기 때문에 일어나는 현상이다.

그리고 월요일부터 수면 부족 상태에서 한 주를 시작하면 시차 부적응 증상처럼 일을 할 때도 전혀 의욕이 생기지 않고, 머리도 멍하고 기운도 나질 않는다. 또한 지하철 안에서 쪽잠을 자서 부족한 잠을 보충하려다가 또다시 밤에 잠을 자지 못하게 되는 악순환도 생기게 된다.

이렇게 체내 시계가 망가져서 수면 시간대가 어긋나버리는 병을

'서커디안 리듬 수면 장애'라고 한다. 구체적으로는 아침부터 밤까지의 하루 중에서, 그 하루의 '아침이 몇 시이고 밤이 몇 시'라는 리듬이 어긋나버리는 것이다.

서커디안 리듬 수면 장애에는 다음 4가지 유형이 있다.

수면 시간이 어긋나는 병, 서커디안 리듬 수면 장애

- 비(非) 24시간 수면 각성 증후군 → 자는 시간과 일어나는 시간이 매일 조금씩 뒤로 늦춰진다.
- 수면상 후퇴 증후군 → 동이 틀 무렵까지 잠을 자지 못하고, 정오가 지나서야 일어난다. 젊은 세대에 많이 나타나는 증상이다.
- 수면상 전진 증후군 → 초저녁부터 졸리고, 아침 일찍 눈이 떠진다. 고령자에게 많이 나타나는 증상이다.
- 불규칙형 수면 각성 패턴 → 수면과 각성의 시간대가 불규칙해져서, 밤낮을 가리지 않고 수면 흐름이 끊어진다.

특히 학생 때 망가진 체내 시계로 인해 발생하는 서커디안 리듬 수면 장애는 밤에 잠들지 못한다, 아침 일찍 일어나지 못한다 등과 같은 수면상 후퇴 증후군인 경우가 많고, 지각이나 결근의 주요 원인이 되기도 한다.

　망가진 체내 시계를 회복하는 방법에 대해서는 제4장에서 자세하게 소개하기로 한다.

<h2 style="text-align:center">편의점, 휴대폰, 컴퓨터
애용자의 위험성</h2>

현대인의 생활에 빼놓을 수 없는 세 가지 보물인 편의점, 휴대폰, 컴퓨터가 수면을 방해하는 경우도 있다. 누구나 다 아는 것처럼 편의점에 가면 24시간 언제나 먹을 것과 마실 것, 잡지 등 상품이 빼곡히 진열되어 있다.

　예전에는 밤에 공복을 느껴도 음식을 살 만한 곳이 없기 때문에 다음날 아침까지 참고 잘 수밖에 없었다. 그러나 이제는 집을 나서서 몇 분만 걸어가면 시간에 상관없이 원하는 물건은 무엇이든 살 수 있게 되었다. 따라서 낮과 밤의 구별이 없어지고, 늦은 밤이라도 원하는 시간에 음식물을 먹고, 지루할 땐 잡지를 사다 읽을 수 있게 된 것이다. 이미 눈치 채셨을 것이다. 잠을 자야 할 시간대에 자지 않고 활동을 하면 체내 시계는 고장이 난다.

　편의점은 밤에 잠이 오지 않을 때 이용하기에 최고의 장소다. 그러나 편의점은 자발적으로 잠을 자기 위해 애쓰지 않아도 안심할

수 있는 곳을 제공함으로써, 우리를 수면에서 더욱 멀어지게 만드
는 장소이기도 하다.

또한 의외라고 생각할지 모르지만, 잠자기 전에 휴대폰 화면을
들여다보는 것도 수면을 방해하는 요인 가운데 하나다. 잠이 오지
않는다고 잠자리에 들어서도 휴대폰으로 문자를 보내는 습관을 가
진 사람은 오늘 밤부터는 자제하도록 하자. 휴대폰의 밝은 화면이
수면을 방해해서 '밤에 잠을 자지 못한다' → '아침에 일어나지 못
한다'라는 약속된 불면 패턴을 초래하기 때문이다.

컴퓨터 역시 휴대폰과 마찬가지로 불면의 원인에 해당된다. 잠자
기 전에 블로그를 갱신하거나 잠이 올 때까지 컴퓨터로 인터넷 서
핑을 할 생각으로 잠자리에 들기 전에 컴퓨터 앞에 앉는 것이 습관
이 되어 있는 사람들이 많은데, 이것도 옳지 않다. 화면에서 나오는
밝은 빛을 보고 있으면 눈이 말똥말똥해질 뿐 아니라, 인터넷을 통
해 새로운 정보를 입수하면 뇌가 흥분을 해서 잠이 오기는커녕, 오
히려 사라지게 만들기 때문이다.

내일까지 반드시 정리해야 할 일이 있거나 블로그에 댓글을 달아
야 하는 경우라면, 잠자리에 들기 전이 아니라 아침 일찍 일어나 컴
퓨터에 앉는 것이 밤에 푹 자기 위한 요령 중 하나다.

현대인들의 삶이 여러 가지로 편리해지고, 시간을 단축할 수 있
게 된 만큼 부디 조금이라도 길고 질 좋은 수면을 취할 수 있기를
바라는 마음이다.

아침에 약한 사람이
손해를 보는 이유

아침에 약한 사람은 '24시간 영업'을
하고 있지는 않은가

"아침에 일어나는 게 힘이 들어서요⋯⋯." 예상 외로 이런 고민을
안고 나를 찾아오는 사람들이 많다.

아침에 일어날 때만 괴로운 것이 아니다. 오전 내내 머리가 멍하
거나 컨디션이 좋지 않고, 의욕도 없고, 심할 때는 저녁이 다 될 때

까지 몸이 무거운 사람도 있다. 이렇게 되면, 개인적인 고민의 수준을 넘어서 사회생활에까지 영향을 미치게 된다.

컨디션이 좋지 않으면 패기가 없어보이거나, 지시에 느리게 대응하는 등 겉으로 드러나기 때문에, 상대에게 '저 사람은 항상 행동이 느려'라든가 '일도 설렁설렁하고 칠칠치 못한 거 같아' 등과 같이 좋지 않은 인상을 주게 된다. 결코 무책임하거나 나태한 사람이 아니지만, '아침에 약하다'는 것만으로도 손해를 보게 되는 것이다.

"저 사람은 아침에 약한 것 같아"라는 소문이 퍼지면 주변에서 배려를 해줄 것 같겠지만, 결코 그런 일은 없다. 오히려 그 반대로 "저 친구에게는 중요한 일을 맡길 수 없어"라든가 "자기 관리도 못하는 형편없는 사람이야"라는 평가를 받게 되는 경우도 많다.

이처럼 아침에 약하면 여러 가지 손해를 보게 되는데, 무엇보다 가장 큰 손해는 당사자의 마음이 다치는 것이다. 자신은 규칙적으로 생활하고 싶은데, 의지와는 달리 아침에 일어나는 것이 도저히 불가능하기 때문이다. 그러면 그런 자신을 자책하며 자기 혐오에 빠지게 되고 고민은 깊어지고, 더더욱 잠을 못 자게 되는 마이너스의 소용돌이에서 헤어나오지 못하는 경우도 적지 않다.

여기에서 말해 두고 싶은 것은 아침에 강한 사람은 그렇게 많지 않다는 점이다. 많은 사람들이 아침에 일어나기 싫어하고, 더 자고 싶어 한다. 그러니 우선은 아침에 약한 건 자신뿐만이 아니라고 생각하고, 너무 자책하지 않는 것이 좋다. '왜 나만 이렇게 아침이 괴

로운 걸까'라고 자신을 몰아세우면, 더욱 잠이 오지 않고, 다음날에
는 더더욱 일어나기 힘들어지기 때문이다.

또한 아침에 강해지기 쉬운 환경도 있다. 지금은 패밀리 레스토
랑이나 편의점 등의 가게는 물론이고 인간 역시 24시간 영업을 하
는 시대다. 예를 들면 핸드폰이 보급되면서 언제, 어디에서나 연락
을 할 수 있게 된 것도 하나의 원인이라고 할 수 있다. 과거에는 아
침에 일을 시작해서 저녁 6시 즈음이면 일과가 끝나는 것이 보통이
었다. 퇴근을 한 상대에게는 다음날 출근 시간 이후에 연락을 취하
는 것이 당연했고, 잔업 또는 야근은 그날 마무리하지 못한 일을 정
리하는 경우에 한정되었을 뿐, 누군가와 전화 연락을 하는 일은 거
의 없었다. 그런데 핸드폰이 생기면서 언제, 어느 때고 상대에게 연
락을 취할 수 있게 되었다. 가령 연락이 닿지 않는 경우에도 메시지
기능을 이용해 상대에게 요구 사항을 전할 수 있게 됐다. 그러면 상
대방은 메시지에 대한 회신을 하지 않을 수 없고, 회사를 떠난 후에
도 일은 끝나지 않는다.

이런 상황이라면 마음 편히 쉴 수 있는 여유가 사라지는 건 너무
도 당연한 일 아닐까. '그렇다면 핸드폰 전원을 꺼두면 되지'라고
생각하는 사람에게도 메일은 만만치 않은 도구다. 무척 편리해 보
이는 전자 메일은, 우리를 24시간 영업을 하게 만드는 도구 중 하나
이기 때문이다. 메일은 아무리 늦은 시간이라도 상대의 상황에 개
의치 않고 용건을 보낼 수 있다는 것이 장점이다. 시차를 신경 쓰지

않아도 되기 때문에 외국에 있을 때도 자신의 상황에 맞춰 일을 할 수 있다. 그 반면, '언제 중요한 연락이 와 있을지 모르기 때문에, 틈틈이 체크를 하고 답장을 할 수 있도록 준비하고 있어야 해'라는 압박감도 따랐다. 그래서 퇴근 후나 휴일에도 메일만큼은 확인해 둬야 할 것 같은 마음에 컴퓨터를 켜게 되고, 단순한 확인 차원에서 끝내지 못하고 두뇌가 업무 모드로 바뀌고 마는 것이다. 이것 역시 쉴 틈 없는 24시간 영업의 나쁜 예다.

밤에 잠들지 못하고 아침에 일어나지 못하는 사람 중에 성실하고 꼼꼼한 성격이 많은 것도 이런 구조를 생각하면 쉽게 납득이 될 것 으로 생각한다. 성실하고 꼼꼼한 성격의 사람은 휴일에 집에서 쉴 때도, 무슨 문제가 생겼으면 어쩌지, 또는 내 답장을 기다리고 있는 건 아닐까 하고 걱정하는 경우가 많기 때문에, 안심하고 편안하게 쉬는 것이 쉽지 않다.

그리고 그 결과 무리해서 수면 시간을 줄이는 결과를 초래하고 만다. 잠을 자야 할 시간에 메일 회신을 하거나, 부재중 전화에 남 겨진 메시지에 답을 하기 때문에 안심하고 푹 잘 수 있는 환경과는 점점 멀어지게 된다.

지나치게 열심히 일한 탓에 아침에 잘 일어나지 못하게 됐는데, 그 노력을 인정받지 못한다면 너무 억울한 일 아닌가. 자신이 아침 에 약하다고 생각하는 사람은 제4장과 제5장에서 소개하는 방법을 활용함으로써 24시간 영업 중인 자신과 이별하도록 하자.

잠을 꼭 자야 하는
이유

"당신이 매일 아침 일어나는 이유는 무엇입니까?"

갑자기 이런 질문을 받으면 당혹스러울 것이다. 왜 아침에 일어나야 하는가? 나는 무엇을 위해 매일 아침 일어나고 있는가. "일을 해야 하니까, 어쩔 수 없지." 또는 "아침이 되면 일어나는 것이라고 생각하기 때문에." 이와 같은 소극적인 이유 몇 가지는 생각해 낼 수 있을 것이다.

그러면 긍정적인 이유로 아침에 일어나는 이유에는 어떤 것이 있을까?

애인과 오랜만에 아침부터 데이트를 하기 때문이라거나 오늘은 온천 여행을 가는 날 등과 같이 설레는 일정이 있는 날의 아침은 아무리 이른 시간이라도 일어나는 것이 괴롭지 않을 거라 생각한다.

이처럼 하루 일과 중에 기대되는 일이 있다면 아침에 일어나는 것이 그렇게 괴롭진 않을 것이다. 어릴 적에 소풍 갈 것에 들떠서 전날 밤에 알람 시계를 맞춰놓고도 일어나야 할 시간보다 일찍 눈을 떴던 기억을 되살려보길 바란다.

우리는 희망이 있으면 자연스럽게 아침에 눈을 뜨게 되어 있다. 문제는 아침에 일어나는 이유를 찾지 못하는 경우다. 아침이 괴롭다고 느끼는 건 '어차피 일어나봤자 어제랑 똑같은 하루일 텐데',

'아직 수요일, 똑같은 날의 반복이라니 따분해'와 같이, 일상에서 기대나 희망을 찾지 못하기 때문이 아닐까. 이런 상태는 상당히 위험하다.

아침에 일어나는 의미가 없다고 생각하거나, 아침에 일어나는 의미를 찾지 못하는 사람은 자신의 인생에 즐거운 일 같은 건 없다고 생각하는 경향이 있기 때문이다. 실은 의식적으로 아침에 일어나는 방법을 바꾸기만 해도 우리의 인생은 즐거워질 수 있다. 매일 아침 일어나는 방식에서 그 사람의 삶의 태도가 드러나기 때문이다. 예를 들어 어릴 때부터 부모님이 깨워주시던 버릇이 남아서 성인이 되어서도 가족들이 깨워줘야 일어나는 사람이나, 언제나 알람 시계의 벨 소리를 듣고 짜증을 내며 일어나는 사람은 '시계가 깨웠으니까 일어난다'라는 태도로 아침을 맞고 있을 것이다.

사실은 더 자고 싶은데 누군가가 깨웠기 때문에 억지로 일어나는 사람은 무의식적으로 누군가에 의한 인생 또는 누군가가 해주는 인생을 살아가고 있는 것이다.

인생까지 들먹이다니 너무 호들갑이라고 생각하는가? 그러나 실제로 아침을 맞이하는 방법에 그 사람의 삶의 방식을 바꿀 정도의 파워가 있다는 것도 사실이다.

앞의 예에서 살펴보면, '누군가에 의한 인생', '누군가가 해주는 인생'을 살고 있는 사람 중에는 사회생활도 '학교를 졸업하면 일을 해야 하니까 취직했다', '특별히 하고 싶은 일이 있는 건 아니지만,

주변 사람들도 다들 하니까……'와 같은 명확지 못한 의식으로 취직을 한 사람도 있을 것이다. 물론 계기는 명확하지 않아도 상관없다. 그러나 문제는 입사하고 몇 년이 지나도 일하는 목적을 찾지 못하는 경우다. '이런 일을 하고 싶다'와 같은 목표가 없는 상태라면 아침에 일어나고자 하는 의욕이 생기지 않는 것도 당연하기 때문이다.

아침에 일어나기 위한 이유를 찾는 것은 살아가기 위한 이유를 찾는 것과도 이어져 있다.

그리고 그 이유는 일에 관해서뿐만 아니라, 사람에 따라서도 당연히 다르게 마련이다. '저녁부터 ○○을 배우러 가는 게 너무 기대돼. 그러니까 오늘도 힘내야지!'라고 다짐하는 사람이나, '오늘은 빨리 일을 끝내고 집에 가서 아이들과 같이 놀아야지'라고 즐겁게 생각하는 사람도 있다.

즉 하루 일과 중에 하나라도 좋으니, 자신이 능동적으로 대응할 수 있는 즐거움을 찾는 것, 이것이 바로 아침에 일어나기 위한 원동력이 되는 것이다.

아침에 쉽게 일어나지 못하면
가정이 붕괴될 수도 있다

아침에 쉽게 일어나지 못하는 것이 원인이 되어 가정 불화를 초래한 경우도 있다.

우리는 눈을 떴을 때 상쾌한 느낌이 들지 않으면 자연스럽게 기분이 나빠지는데, M 씨의 경우는 이런 불쾌함이 가정 불화의 원인은 아니었다.

결혼 6년차 전업주부인 M 씨는 도심까지 전철로 1시간 이상 걸리는 교외의 주택에서 남편과 아이와 함께 살고 있다. 영업직으로 근무하고 있어서 늘 바쁜 남편은 아침 7시 전에 집을 나서고, 밤에는 자정이 넘어 귀가하는 일도 잦았다고 한다.

아침에 쉽게 일어나지 못하던 M 씨는 아침 일찍 일어나서 남편의 아침 식사를 준비해 줄 수가 없었다. 신혼 초에는 며칠 시도해 봤지만, 아침에 일찍 일어나는 것이 익숙지 않던 M 씨는 며칠이나 앓고 난 후에는 일찍 일어나는 것을 포기하고 말았다. 최근에는 아침 식사를 준비하지 않을 뿐만 아니라 출근하는 남편을 배웅하는 것조차 단념했다. 남편이 "나 다녀올게~~"라고 인사를 해도, M 씨는 이불 속에서 잠을 자는 날들이 연속되었다.

남편이 밤늦게 귀가를 해도 M 씨는 이미 잠을 자는 경우가 많았고, 남편은 혼자 차갑게 식은 식사를 전자레인지에 데워 먹고, 조용히 샤워를 하고 잠자리에 드는 생활이 이어졌다.

그러던 어느 날, "일을 하는 것도 아닌데, 왜 아침에 못 일어나는 거야? 밤에도 나보다 훨씬 먼저 자잖아?" 결국에는 참다가 폭발한 남편이 결국 M 씨에게 따졌다고 한다. M 씨의 늦잠이 계기가 되어 지금까지 참아왔던 것이 한 번에 폭발하면서 큰 싸움이 되었고, 결국에는 "이런 식이라면 차라리 혼자 사는 편이 낫겠어!"라고 이혼 이야기를 꺼냈다는 것이다.

M 씨는 아이도 있고, 이제 와서 혼자가 될 수는 없다는 생각에 문제를 해결하기 위해 나를 찾아왔던 것이다.

이 이야기에서 중요한 것은 사회생활을 하지 않는 전업주부라고 해서 피곤하지 않은 것은 결코 아니라는 점이다. 가사나 육아는 체력적으로나 정신적으로 인내심이 필요한 일이다. 이것이 사회에서의 일이었다면 노력을 인정해 주는 상대나 보상을 통해 어떤 보람을 얻을 수 있겠지만, 전업주부가 가사나 육아에 보람을 느끼고 스스로에게 동기 부여를 하면서 일을 하는 건 상당히 어려운 일이다. 남편은 아내가 확실하게 집안일을 해주고 있기 때문에 자신이 일에 집중할 수 있다는 감사의 마음을 잊지 말아야 한다.

이런 사정을 감안한 뒤, M 씨에 대해 생각해 보자.

M 씨의 경우, 가사에 지쳐 있긴 하지만 수면 시간은 충분하다는 걸 알 수 있다. 매일 8시간 이상 잠을 잔다면 일단 수면 부족이라고는 할 수 없다. 게다가 이야기를 들어보니 아이를 어린이집에 보내

고 난 후나 점심 식사를 한 후, 소파에서 쪽잠을 자는 등 낮잠도 잤다는 걸 알 수 있었다. 그렇다면 아침에 일찍 일어나 남편의 아침 식사를 준비해 주고 배웅 정도는 할 수 있었을 것이다. M 씨의 경우는 일어나야 한다는 자각만 있다면, 물리적으로 일어나는 것이 가능한 상황이다. M 씨는 아침에 쉽게 일어나지 못하는 것이 아니라, '자신에게 약하기' 때문에 아침에 늦잠을 잤고 그로 인해 가정 붕괴의 위기를 초래한 것이다. 자신이 아침에 잘 일어나지 못하는 이유가 어디에 있는지, 그것을 확실하게 찾아내는 것이 아침에 강해지기 위한 첫걸음이다.

이렇게 극복해 보자

회사에 가고 싶지 않은 마음이 불면의 시작

얼마 전 '사자에 증후군'이라는 말이 유행하던 시기가 있었다. 일요일 저녁, TV에서 방영되는 애니메이션을 보면서 "아아, 주말이 끝났어. 내일부터 또다시 일주일이 시작되는구나……' 하며 울적해지거나, 컨디션이 나빠지거나 하는 것을 표현한 말이다.

시대는 변해도 인간의 심리는 크게 달라지지 않기 때문에, 지금도 주말이 끝나는 것을 아쉬워하고 출근하기 싫어하는 사람은 많다. 그리고 아마 그런 사람들의 대다수는 아침에 상쾌하게 눈을 뜨지 못할 것이다. 왜냐하면 출근하고 싶지 않다고 생각하는 데에는, 스트레스 등의 어떤 원인이 있을 것이기 때문이다.

우리에게 어떤 압박감이나 걱정거리가 있으면 그것들은 스트레스로 변한다. '그 안건, 잘 될까?', '이번 달 보고 회의에서 상사에게 지적받지 않으면 좋으련만.' 이러한 스트레스에 노출이 되면 뇌는 우리에게 긴장 상태를 강요하고, 그러면 잠자리에 들어도 편안하게 쉴 수 없게 된다.

스트레스의 원인은 아주 작은 것에서부터 시작된다. 작은 실수나 사소한 오해로 생긴 스트레스는 그 자리에서 해결할 수 있는 것이 대부분이다. 신경 쓰이는 일이 있으면 귀찮아도 근무 시간 안에 해결하든지 적어도 집에 돌아온 후에는 회사에 관련된 일은 생각하지 않도록 하자. 이렇게만 해도 마음이 상당히 가벼워질 것이다.

회사에 가기 싫어서 잠을 못 이루고, 푹 자지 못하니까 아침에 일어나는 것도 힘들고 출근하기도 싫어진다면 인생이 아깝다고 생각하지 않는가? 푹 자기 위해서 하루 빨리 스트레스의 싹을 제거하도록 하자.

아침에 약한 사람이 일을 못하는 5가지 이유

아무리 두뇌가 명석하고 좋은 성격과 품성을 지녔더라도, 일을 못하는 건 사회인으로서 치명적인 약점이다.

D 씨는 바로 그 전형적인 예였다. 일류 대학을 나와서 제1지망의 대기업에 취직했지만 '아침에 약하다'는 유일한 약점 때문에 회사에서 D 씨의 평가는 그다지 좋지 못했다.

아침에 잘 일어나지 못하는 D 씨는 언제나 지각하기 직전에 회사로 뛰어들어오곤 했다. 늘 잠이 덜 깨 멍한 상태로 대충 일을 하면서 오전 시간을 보내고, 점심 시간이 지나고 나서야 겨우 시동이 걸렸다. 그러나 오후에는 미팅이나 회의 등 사람과 만나는 일이 많고, 전화나 메일 응대도 해야 해서, 자신의 페이스로 일을 정리할 시간이 거의 없었다.

정신을 차리고 보니 상사로부터 '일 처리가 늦는 직원'이라는 딱지가 붙어 있었고, 그는 점차 초조해지기 시작했다. 그제야 주변의 입사 동기들을 둘러보니, 그들은 아직 아무도 출근하지 않은 시간에 일찌감치 회사에 나와서 열심히 자기 일을 하고 있었다.

동기들의 모습을 보고 깨달은 그는 '어차피 지각 직전까지 자봤자 컨디션도 좋아지지 않는데 뭐'라고 아침 잠을 포기하고, 열심히 노력해서 15분 빨리 일어나 출근을 했다. 그리고 그 뒤부터 아침 시간이 누구에게도 방해를 받지 않는 시간이라는 걸 알게 됐고, 순식간에 업무 능률이 오르기 시작했다.

처음에는 아침에 빨리 일어나는 게 고통스러웠지만 일에 보람을 느끼면서 차츰 익숙해졌고, 지금은 아침에 일어나기 힘들었던 때가 거짓말 같다고 회고한다.

다행히도 D 씨는 아침에 약한 자신을 스스로의 힘으로 극복해 냈지만, D 씨와 같이 아침에 약한 것뿐인데 일을 못하는 사람이라는 딱지가 붙는 건 상당히 안타까운 일이다.

그러나 이미지만이 아니라 아침에 약한 사람이 일을 못하는 건 사실이다. 다음으로 아침에 약한 사람이 일을 못하는 이유를 5가지 들어보자.

> **아침에 약한 사람이 일을 못하는 이유**
>
> - 오전 중에 할 일이 뒤로 밀리면서, 수용량을 초과해 버린다.
> - 늦어지는 걸 만회하려고 오후에 서둘러서 일을 하기 때문에, 일이 조잡하고 실수가 눈에 띈다.
> - 언제나 자신의 페이스로 일을 하지 못하고, 시간에 휘둘리기 때문에 상대에게 신뢰를 얻지 못한다.
> - 잔업과 처리하지 못한 일이 많아지기 때문에, 주변의 평가가 좋지 못하다.

- 노력에 비해 좋은 평가를 받지 못하면 스트레스가 쌓이고, 의욕
  이 꺾인다.

어떤가? 아침에 약하다는 것만으로도 이렇게 큰 손해를 보게 되
는 것이다. 인생을 행복하게 살아가기 위해서 부디 후반 장을 읽고
아침에 강한 사람이 되길 바란다.

04...
불면의 가장 큰 적은
스트레스

바쁜 사람은 스트레스 때문에
잠을 자지 못한다

'몸이 무거워서 일어나질 못하겠어.' '깊게 잠들지 못해.' '쉽게 잠
이 들지 않아.' 이와 같은 불면에 관련된 고민은 가면 우울증이 원
인일 가능성이 있다는 분석을 제1장에서 했었다. 가면 우울증은 마
음의 병이 신체 증상으로 나타나는 병이다. 불면 외에도 다이어트

를 하지 않는데 살이 빠지거나 성욕이 급격히 감소하는 등의 증상
이 있을 때는 가면 우울증을 의심해 봐도 좋다.

가면 우울증은 최근 급격히 늘고 있는 현대병이다. 그리고 가면
우울증의 대표적인 원인은 스트레스다. 즉 현대인의 가장 큰 적인
스트레스가 우리를 잠 못 들게 하고 있다는 것이다.

스트레스라는 단어는 이미 질리도록 들었을 것이다. 때문에 "또
스트레스야?"라며 스트레스의 실체에 대해 생각조차 해보지 않으
려고 하는 자세도 위험하다. 우리에게 백해무익한 스트레스가 무의
식중에 쌓이게 되는 이유는 단 하나, 바쁘기 때문이다.

오해를 살지 모르지만, 바쁘다라는 것은 단순히 해야 할 일이 많
다는 의미가 아니다. '달성해야 할 일이 많다'는 것이다. 영업을 하
는 사람이라면 주어진 할당량을 달성하는 것에 해당되지만, 최근에
는 영업직만이 실적의 압박에 시달리는 것은 아니다. '대박을 터트
릴 기획안을 생각해서 일주일 안에 보고해야 해', '예산을 줄일 수
있는 방안을 마련해야 해' 등과 같이 '~해야 해!'라는 의무사항이
넘쳐나고 있다.

그런데 이런 압박감과 싸우면서 피나는 노력 끝에 목적을 달성해
봤자 노력에 걸맞은 격려나 보상 같은 건 없다. 목적과 목표를 달성
하는 게 당연하다는 분위기가 만연하는 것이 현대 사회이기 때문이
다. 게다가 해가 지날수록 달성해야 할 목표는 점점 높아져만 간다.
예를 들어 판매 목표 100개를 힘겹게 달성했다고 가정하자. 그러면

"이번에는 200개를 팔아와!" 하는 명령이 떨어진다. 100개를 팔았으니, 두 배 더 노력하면 200개를 팔 수 있을 거라는 사고방식 때문이다.

그러나 실제로 200개를 팔기 위해서는 100개를 팔았을 때보다 10배, 100배의 노력이 필요하다는 건 모두가 잘 알고 있는 사실이다. 100개를 파는 것이 최대한이라면, 고작 1개 차이라도 101개째부터는 100개를 팔았을 때와 같은 접근 방법으로는 팔리지 않는 것이 상식이기 때문이다.

또한 지금까지와 마찬가지로 100개를 팔아서 이익을 내도 더 이상 좋은 평가는 받지 못한다. 비즈니스에서는 항상 현상보다도 높은 결과를 요구 받는다. 그런 요구를 '좋았어, 까짓것 해보지 뭐!'라고 긍정적으로 받아들이는 사람은 그렇게 많지 않으며, 대부분 상당히 피폐해져 있는 시점에서 무모한 과제를 들이대면 그저 스트레스로 여겨질 뿐이다.

이렇게 해서 스트레스는 결국, 가면 우울증이라는 형태가 되어 나타나고, 밤에는 잠을 자지 못하고 아침에는 일어나지 못하는 현상으로 이어지게 된다.

정신적으로 압박을 받으면
잠을 자지 못하는 이유

스트레스로 인해 밤에 잠을 자지 못하는 것은 가면 우울증의 대표적 증상이다. 마음이 기진맥진 지쳐 있기 때문이다. 잠을 자지 못할 정도로 열심히 노력하는 사람은 정신적으로 상당히 위험한 상태라고 말할 수 있다. 자동차로 말하자면 최대한으로 엔진을 가동시켜서 달려가는데, 더 속도를 높이려고 하는 상황이다. 옆에서 부추겨서 어쩔 수 없이 액셀러레이터를 밟는 순간, 허망하게 엔진은 불타고 자동차 자체가 망가져버리는 그런 비극이 우리 인간에게도 일어날 수 있다는 것이다.

"무리해서 달리면 망가진다는 건 알지만, 살아남기 위해선 계속 달려야 해." 우리 사회의 많은 사람들이 이런 위기감에 몰려 있다. 비즈니스맨 중에 불면에 시달리는 사람이 많은 이유는 이런 정신적인 압박을 강요하는 사회 분위기 때문이라고 할 수 있다. 비용 절감을 위해 직원 감축은 계속되고, 업무량은 변함없는데 야근과 잔업은 인정받지 못한다. 동업자의 추격도 거세고, 경쟁은 점점 더 치열해질 뿐이다. 더 열심히 하기 위해선 잠 잘 여유 같은 건 없다는 압박감이 일상이 되면서 수면 시간이 부족해지는 건 당연하고, 간혹 일찍 잠자리에 들려고 해도 쉽게 잠들지 못한다.

스트레스를 해소하지 않으면
어떻게 될까

'the last straw'라는 영어 표현을 알고 있는가?

직역하면 '최후의 지푸라기'라는 뜻인데, 실은 또 하나의 의미가 있다.

그것은 참을 수 없는 부담감이라는 것이다.

왜 최후의 지푸라기에 그런 의미가 담겨 있는 것일까. 거기에는 이런 에피소드가 있다.

낙타는 사람과 동물을 운반하는 데 도움을 주는 동물이다. 어느 날 더 이상은 앞으로 나아가지 못할 정도로 무거운 짐을 짊어진 낙타 한 마리가 비틀비틀 걷고 있었다. 그런데 그런 낙타의 등에 지푸라기 하나가 살포시 내려앉았다. 그러자 고작 지푸라기 하나일 뿐인데도 낙타는 그 무게를 견디지 못하고 그 자리에서 털썩 쓰러지고 말았다.

지푸라기 하나는 바람이 조금만 불어도 쉽게 날아갈 정도로 가벼운 존재다. 그런데 그 지푸라기 하나가 방아쇠가 되어, 지금까지 견뎌왔던 것이 무너졌다는 것을 비유한 에피소드다.

이 낙타에 관한 에피소드를 그저 웃어넘길 수만은 없다. 우리 주변에서도 비슷한 일이 일상 다반사로 일어나고 있기 때문이다. 예를 들어보자. 불면에 시달리는 비즈니스맨의 마음속은 스트레스로

가득 차 있다. 주변에서 보면 아직 멀었다고 생각할지 몰라도 스스로는 나름대로 열심히 하고 있을 것이다. 그런데 어느 날 작은 실수를 하거나, 운 나쁘게 어딘가에서 불만 사항이 접수됐다고 하자. 자신이 열심히 하고 있다는 걸 알기 때문에, 상사도 조심하라며 한마디 주의만 하고 넘어갔다. 그런데 그 직원은 다음날 아침부터 몸져누워 일어나지 못했고 결국 회사를 그만두고 말았다.

이 경우, 상사의 한마디가 마지막 지푸라기에 해당된다. 그러나 그 장면만을 떼어서 보면 본인 이외의 사람들은 '왜 그런 걸로?'라며 의아해 할 것이다. 자살을 한 사람의 주변 사람들을 인터뷰하면, "생명을 버릴 만큼의 이유로 짐작되는 특별한 일은 없었다"라고 진술하는 것을 간혹 듣게 된다. 그러나 그 사람의 마지막 지푸라기가 무엇인지는 본인 아니면 알 수 없는 경우가 많다. 또한 마지막 지푸라기 그 자체가 충격적인가 하면, 그렇지 않은 경우도 많다.

스트레스가 무서운 건 쌓아두는 동안에 점점 자신 안에서 부풀어 올라 자신도 모르는 사이에 위험한 상태까지 몰리게 된다는 점이다. 잠을 자지 못하거나, 아침에 일어나지 못하는 증상이 나타나는 것은 스트레스를 해소해 달라고 마음이 보내는 신호다. 이 같은 신호를 간과하거나 우습게 보지 말고 자신의 마음 상태가 어떤지 마주할 수 있는 좋은 기회로 받아들이기를 바란다.

잠들지 못하는 증세는
우울의 SOS?

불면은 우울일지도
모른다

원인 모르게 2주 이상 잠을 자지 못한다면 우울증을 의심해 볼 필요가 있다. 우울증에 걸리면 대표적인 증상으로 무기력해지면서 일상생활에 지장을 초래하게 되는데, 실은 불면 역시도 우울증의 심각한 증상 가운데 하나다. 왜냐하면 밤에 잠을 자지 못하는 불면 증상은 우울증을 앓는 사람의 90%에게서 나타나기 때문이다.

후생노동청이 발표한 데이터에 따르면 15명 중 1명이 우울증에 걸린 적이 있다고 답했고, 이미 우울증은 마음의 감기라고 불릴 정도로 우리에게 친근한 병이 되었다. 1개월 이상 우울한 상태가 지속되거나, 1개월 이상 어떤 일에도 흥미가 생기지 않는다. 이중 한 가지라도 해당되는 증상이 있다면 의사에게 상담을 받길 바란다. 잠을 자지 못하는 이유가 우울증이라는 것이 밝혀지면 치료 방법은 쉽게 찾을 수 있다. 또한 자신이 우울증일지도 모른다고 생각된다면 간단하게 자가 검진을 한 뒤, 그 결과를 의사에게 가지고 가서 상담하는 것도 효과적인 방법이다.

당신의 불면은 우울증일지도 모른다?

☐ 잠을 자지 못한다, 쉽게 잠이 들지 못한다, 수면에 고민이 있다.

☐ 언제나 피로감이나 권태감을 느끼고, 의욕이 나지 않는다.

☐ 무언가에 집중하거나 중요한 결단을 내리지 못한다.

☐ '어차피 나는 안 되는걸'이라고 생각한다.

☐ 식욕이나 체중이 줄거나, 과도하게 늘었다.

☐ '살아 있어봤자 아무 소용이 없다'라고 생각한다.

이들 중 하나라도 해당되는 사항이 있다면, 빨리 의사에게 상담을 받고 해결 방법을 찾도록 하자. 그런데 똑같이 잠을 못 자는 증상을 보이는 우울증과 불면증은 무엇이 다른 것일까.

불면증인 사람은 "잠을 자지 못한다"라고 말한다. 그러나 실제로는 수면이 얕거나 흐름이 끊기는 탓에 잠들지 못하는 것이 아니라 '잠을 잔 느낌이 들지 않는' 쪽이 많다고 한다. 즉 수면의 질이 좋지는 않지만 최소한의 수면 시간은 확보하고 있는 경우가 많다.

그러나 우울증인 사람은 밤이건 낮이건 좀처럼 졸음을 느끼지 못한다. 잠이 드는 데 걸리는 시간도 길고, 잠이 들고 나서도 오래 지속되지 않는 경우가 대부분이다.

또한 우울증인 사람은 증상이 심해지면 꿈을 많이 꾸게 되는데, 이것은 수면이 얕다는 증거이기도 하다. 보통 수면이 얕은 렘수면일 때 꿈을 꾸게 되는데, 우울증인 사람의 경우에는 깊은 수면에 들어가기 전에 잠에서 깨는 경우가 많다. 따라서 좀 전까지 꿨던 꿈을 선명하게 기억하고 있어서 '또 꿈을 꿨네'라고 생각하게 된다. 건강한 사람은 꿈을 꿔도 그 후 깊은 수면에 들어가기 때문에 아침에 눈을 떴을 때 전날 꾼 꿈을 기억하지 못하는 경우가 대부분이다.

어쨌든 우울증일지도 모른다는 생각이 들면, 스스로 판단하지 말고 의사의 진찰을 받는 것이 무엇보다 중요하다.

우울증은 가벼운 스트레스에서부터 시작된다

여성 중에는 저혈압 탓에 아침에 일어나기 힘들다는 사람도 있다. 그런데 아침에 일어나지 못하는 이유가 저혈압만은 아닐 것이다. 예를 들어 스트레스도 그중 하나다. 스트레스는 직장에서 열심히 일을 하는 남성만이 받는다고 생각할지 모르지만, 그건 오해다. 스트레스의 원인이 되는 여성의 고민은 다른 사람에게 말할 수 없는 내용이 많기 때문에, 오히려 그것을 해소하는 것이 남성보다 더 어렵다. 여성은 남성에 비해 연령에 따라 생활이 달라지는 경향이 있다. 결혼, 출산, 배우자의 전근과 전직, 육아, 간호 등 그때마다 생활 스타일을 바꿔가는 것은 남성보다 여성 쪽이 훨씬 많다.

이렇게 생활 스타일이 바뀌게 되면 그에 따라 스트레스도 다양해진다. 독신으로 부모님과 함께 사는 여성이라면 가족에게 "언제까지 부모한테 얹혀살 생각이야?"라는 잔소리를 듣는 것도 스트레스일 것이고, 결혼에 대한 압박도 가해질 것이다. 기혼자 역시 일을 하는 여성이라면 '가사는 분담해서 해야 하는데 전부 나 혼자 하고 있어.' 전업주부라면 '집안일은 전부 내 몫이야. 어쩌다 있는 휴일에는 골프를 치러 가다니. 나도 놀고 싶다고.' 등등 각각 남편에 대한 스트레스를 갖고 있는 것이 보통이다. 중요한 것은 크건 작건 간에, 스트레스는 모든 사람이 느끼고 있다는 사실이다.

나는 곧잘 "스트레스는 각자의 능력에 맞게 있는 것이다"라고 말한다. 능력 있는 사람에게는 능력 있는 사람 나름의 많은 스트레스가 있고, 아무리 평화롭고 좋은 환경을 즐기는 사람에게도 역시 그 사람 나름의 스트레스가 있다.

역도 경기를 떠올려보자. 몸집이 크고 근육이 울퉁불퉁하며 힘이 센 사람은 무거운 중량의 바벨을 들어 올리지만, 몸집이 작고 근육이 적은 사람도 그 선수의 입장에서 보면 자신이 들 수 있는 한계치 무게를 들어 올리지 않는가? 스트레스도 그것과 무척 닮아서, 개인의 수용량이 어느 정도인지에 상관없이 스스로가 느끼는 압박감은 모두 똑같다.

따라서 성별이나 직업의 유무 등 각기 다른 조건 아래에서도 스트레스를 느끼는 정도가 같다면 누구에게나 불면의 고민이 있다고 해도 전혀 이상한 일은 아닐 것이다.

우울증은 가벼운 스트레스를 느낄 때부터 시작된다. '왠지 짜증이 나고 마음이 불안하다'고 느껴지면 무심히 지나치지 말고, 주변 사람들에게 도움을 요청하는 등 일찌감치 대처하는 것이 중요하다.

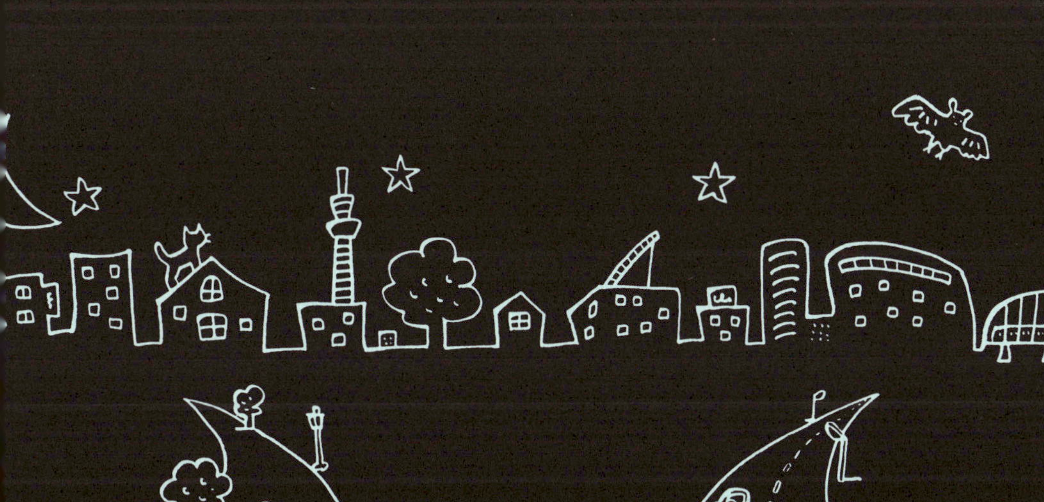

제4장
숙면을 위한 아주 쉬운 20가지 방법
수면 관리로 잠을 컨트롤한다

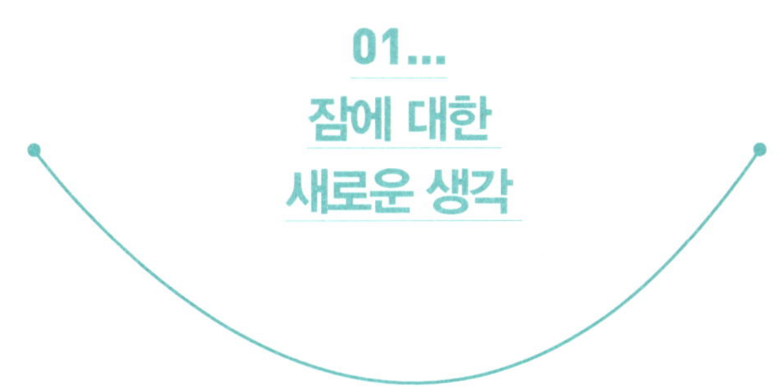

"단기간에 효과가 좋은 수면 방법을 알려주세요!"

이런 식으로 무작정 밀어붙이며 물어오는 젊은이들이 때때로 있다. 일이 바쁘거나, 하고 싶은 일이 많아서 하루 24시간만으로는 시간이 부족할지도 모른다. 그 여파로 수면 시간이 준 탓인지, 안색이 안 좋은 것이 그들의 특징이다.

의사로서 정직하게 말하자면, 단기간으로 효과가 좋은 수면 방법은 없다.

"적은 양의 수면 시간을 가져도 괜찮다"라고 주장하는 사람들과 이에 관련된 책도 간혹 찾아볼 수 있지만, 인간은 확실히 6~7시간은 자야 한다고 나는 생각한다. 물론, 일정 기간이라는 단서를 붙인다면, 단기간 수면과 분할 수면 같은 묘책은 있다고 생각한다. 그렇지만 인생이라는 관점에서 생각해 보면, 자신이 얼마나 오랜 시간 동안 성과를 계속 낼 수 있는지가 중요하다.

'여윈 말이 선두로 달린다(일의 성공을 위해 급하게 서두른 결과 실패하고 만다는 일본 속담 ― 옮긴이)'는 속담을 알고 있는가? 여윈 말은 체중이 가벼워서 달리기를 할 때 출발 속도가 빠르다. 하지만 말랐기 때문에 체력이 약하고 지구력이 부족하여 금방 지친다는 뜻도 갖고 있는 속담이다.

많은 기업에서 '여윈 말이 선두로 달린다' 하는 속담을 선호하고 있다. 왜냐하면 활기찬 사람을 선두에 내세워 달리게 하면 다른 사람들도 그 사람을 따라 페이스가 올라가는 효과가 있기 때문이다. 하지만 열심히 달리고 난 후, 힘없이 쓰러졌을 때 진심으로 그를 지지해 주는 사람이 옆에 있을까?

회사 생활은 회사를 그만두면 끝나지만, 인생은 죽을 때까지 계속된다는 것을 잊으면 안 된다. '수면'이라는 이 책의 주제에 관해서도, 지금 당장 잠잘 수 있는 수면의 잔재주 기술을 알려주기보다 건강하고 행복한 인생을 보내기 위해 무엇을 어떻게 해야 하는지를 전해주고 싶다.

　이 장부터는 실용성에 중점을 두어 잠을 푹 자고 충실한 인생을 보내기 위해 필요한 지혜에 대해 이야기하겠다.

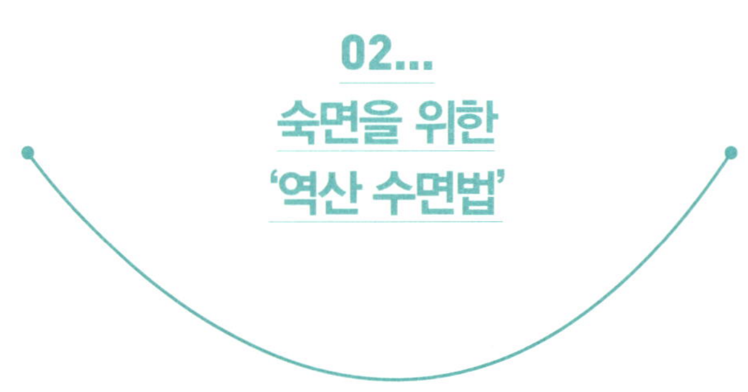

수면 부족을 느끼는 사람은 큰 오해를 하고 있다.

그것은 바로, 일어나는 시각이 자는 시각보다 중요하다는 착각이다. 예를 들면 '내일은 6시에 일어나야지' 다짐하고 전날 밤에 생각하는 사람은 있어도, '오늘 밤은 10시에 자야지' 하며 아침부터 생각하는 사람은 그렇게 많지 않다. 하지만 우리 신체는 아침에 강제적으로 일어나는 것보다 밤에 빨리 잠자는 쪽이 훨씬 수면을 통제

하기 쉽다.

"닭이 먼저인가, 달걀이 먼저인가?"라는 우화 같은 이야기는 아니지만, "자는 것이 먼저인가, 깨는 것이 먼저인가?" 하고 묻는다면 나는 '자는 것'이 먼저라고 생각한다. 기본적으로 대부분의 사람들은 아침에 일어나는 것이 괴롭기 때문이다.

구체적으로 말하면 7시간 자면 몸 상태가 좋다는 사람이 있다고 하자. 이 사람이 아침 6시에 꼭 일어나야만 하는 용건이 있을 때, 아침 6시부터 반대로 7시간을 빼서 밤 11시에 자는 것을 목표로 삼으면 좋다. 잘 시각이 결정되면 다음은 그날의 행동을 역산해서 준비하면 된다. '밤 11시에 자기 위해서 10시에는 잠자리에 들어야 한다. 그렇다면 저녁 식사와 목욕을 9시까지 끝마치는 것이 좋다. 8시까지 집에 돌아가야 한다. 퇴근을 7시에는 해야 하니까 그날 일을 그때까지 모두 끝내자'라는 구성이다.

밤에 기분 좋게 푹 자기 위해서는 자는 시간을 기준으로 역산해서 오후의 활동을 스케줄링하는 것이 중요하다. 일이 끝날 때까지 질질 끈다거나 배가 고프니까 밥을 먹는다, 등의 시간 개념이 없는 습관이 몸에 배 있다면 시간을 의식해서 행동하는 생활로 뜯어고칠 좋은 기회다.

'몇 시까지 일을 끝낸다.' '식사는 몇 시에 한다.' 이렇게 미리 대략의 예정을 정해놓으면 확실히 행동으로 옮길 수 있고, 밤에도 푹 잘 수 있다. 한번쯤 시도해 볼 만하지 않은가?

03...
잠이 오지 않아도
잠자리에 들어야
하는 이유

매일 정해진 시간에 잠자리에 드는 사람은 밤에 푹 잔다.

금방 잠드는 날도 있고 좀처럼 잠들지 못하는 날도 있는 것이 우리 신체의 구조다. 하지만 '오늘은 좀처럼 잠들지 못하겠군'이라고 느끼는 밤에도 가능하면 같은 시간에 잠자리에 들면, 머지않아 기분 좋은 잠이 자연스럽게 찾아온다. 요즘 우리 생활에는 편리한 IT 기구와 전자 통신 제품이 넘쳐난다. 하지만 무심코 잊은 것 같은데,

우리 신체와 마음은 디지털이 아닌 아날로그인 채로 아주 오랜 옛날부터 아무것도 변하지 않았다.

아무리 주위의 사물이 진화해도 하루 25시간의 육체 시계가 '시간 단축'이 되는 일은 없다. 밤에 자고 아침에 일어나는 생활 사이클도 변하지 않는다. 편의점과 패밀리 레스토랑이 24시간 영업을 해도 우리의 신체와 마음은 확실히 쉴 필요가 있다.

그래서 질 높은 잠을 푹 자기 위해서는 자기 위한 준비 시간을 가지는 것이 좋다. 그래야 자연스럽게 잠을 잘 수 있다. 예를 들면 오랜 시간 컴퓨터를 사용하고 일이 끝나면 전원을 꺼도 기계는 아직 따뜻하다. 스위치를 꺼도 잔열이 남아 있어서 갑자기 열이 식지 않는다.

이와 같은 일이 우리의 신체와 뇌에도 일어난다. 결국, 자기 직전까지 무엇을 하고 있었다면, '자, 이제는 자야지' 하고 생각해도 갑자기 잘 수가 없다.

기분 좋은 잠을 만들기까지는 푹 자기 위한 준비 시간이 필요하다. 잠자리에 들기 위한 준비라고 하면 과장되게 들릴 수도 있겠지만, 내용은 매우 간단하다.

이상적인 준비 시간은 두 시간이지만, 적어도 30분 전에 잠자리에 들어가 몸을 옆으로 누워서 조용하게 잠을 청한다. 그렇게 하면 신체와 뇌는 여유가 생겨 진정되고, 그대로 마음 편하게 깊은 잠을 잘 수 있다.

잠이 잘 오는 날도 쉽게 잠들지 못하는 날도 같은 시간에 잠자리
에 든다. 깊은 잠을 위해 편안하게 잠들 수 있는 준비를 한다.
우선 이 습관이 몸에 밸 수 있도록 일주일 동안 계속한다.

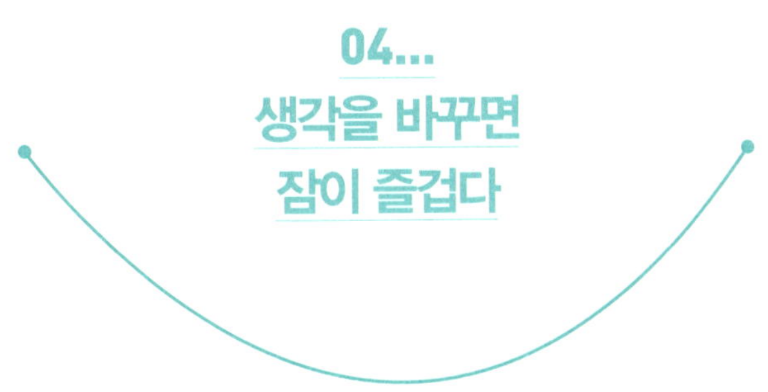

04...
생각을 바꾸면
잠이 즐겁다

아침에 산뜻하게 저절로 눈이 떠져 일어나려면 밤에 푹 자는 것이 기본이다. 수면 시간이 확실히 몸에 밴 신체인데 피곤하지 않아도 일어나지 못하는 사람이 있다.

이것은 마음이 신체를 따라잡지 못하기 때문이다. 아침에 '일어나고 싶다'든가 '일어나지 않으면 안 된다'는 목적이 없으면 우리는 일어나기가 매우 어렵다.

그래서 ‘일어나지 못하는 자신’으로부터 빠져나오는 사고방식의 힌트를 이야기하려 한다.

아침에 약한 사람은 스트레스가 쌓인 경우가 많다. 스트레스는 불면의 큰 원인 중에 하나로서 빨리 물리쳐야만 한다. 그리고 스트레스가 많이 쌓인 사람에게 “좀 더 긍정적인 사고방식을 갖는 것이 좋아요”라는 충고를 하는 사람을 자주 볼 수 있다.

그러나 대부분 본인 스스로도 그런 충고를 받기 오래 전부터 스스로의 상태를 잘 알고 있는 경우가 많다. 마음속으로 ‘긍정적으로 생각하고 싶어도, 그럴 수 없으니까 곤란한 건데……’ 하며 초조해하고 있다. 근거도 없이 긍정적으로 생각하라는 것만큼 어려운 것도 없다. 맹목적으로 “좀 더 힘내!” 또는 “어떻게든 되겠지……괜찮을 거야” 하는 말을 들어도, 사태가 변하지 않는다는 것을 머리로 알고 있기 때문이다. 이럴 때 도움을 주는 건 관점을 바꿔서 보는 것이 한 가지 방법이다.

고민되는 일이나 부정적인 사정을 다른 각도로 생각하기만 해도 기분이 가벼워지는 경우가 많다. 예를 들어 ‘오늘도 재미없는 일만 할 테니까 회사에 가기 싫어’라는 생각을 할 때 ‘재미없는 일이지만 회사에 가서 돈 버는 쪽이 일하지 않고 빈둥거리는 것보다는 성실하지’라든가 ‘새로운 회사에 3개월밖에 다니지 못했다’는 경우는 ‘그렇게 심한 회사인데 3개월이나 계속 다닌 건 자랑할 만한 일이라고 생각해’처럼 바꿔 생각하는 것이다.

관점을 바꿔 세상을 바라보는 행위는, 완벽하게 긍정적인 사고방식이라고는 말할 수는 없지만 크게 무리하지 않고 자기 스스로를 이해시킬 수 있다.

이렇게 조금만 관점을 바꿔도, 기분이 좋아지고 스트레스가 줄어들어 잠자리에서 끙끙거리며 일어나기 어려운 시기는 짧게 끝난다.

부정적인 면을 인정하고, 긍정적인 요소를 더하는 것이 이런 사고방식의 비결이다. 스트레스를 가볍게 줄이는 방법으로 '○○이지만, △△이다' 하는 사고방식을 사용해 보자.

05...
아침까지
숙면할 수 있는
쾌면 호흡술

자는 도중에 깨지 않고 아침까지 푹 자고 싶다면 잠자기 전에 호흡을 가다듬는 것도 효과적이다.

최근에는 질병이 아닌데도 호흡이 얕은 사람이 증가하고 있다고 한다.

시험 삼아 지금 심호흡을 해보자. 가슴 깊이 심호흡을 하면 평소 자신의 호흡이 얼마나 얕은지 실감할 수 있다. 호흡이 얕은 경우,

신체에 주는 영향은 다음과 같다.

의식적으로 얕은 호흡을 깊은 호흡으로 바꿔서 부정적인 면을 줄여나가면 몸도 마음도 편안해져서 푹 잘 수 있다. 원래 우리가 자고 있을 때는 자연스레 복식 호흡을 한다.

오후에 활동할 때와 얕은 호흡을 할 때는 가슴 주변을 사용하지만, 깊이 잠들면 복식 호흡을 해서 배 주변이 상하로 움직이는 것을 알 수 있다. 이런 원리를 이용해서, 자기 전에 복식 호흡을 하면 신체가 쉽게 편해진다.

복식 호흡을 하는 방법은 간단하다. 배가 파이도록 숨을 들이 쉬고, 배를 팽창시키며 숨을 내쉰다. 숨을 내쉴 때는 입, 들이쉴 때는 코를 사용한다.

복식 호흡은 들이쉬는 것보다 내쉬는 것이 중요하다. 따라서 '들

이쉬다 : 내쉬다'의 비중은 '1 : 2'를 기준으로 한다. 복식 호흡은 쾌면을 위한 내장의 스트레칭이다.

　잠자기 전에 1분간, 잠자리라도 괜찮으니 시험해 보자.

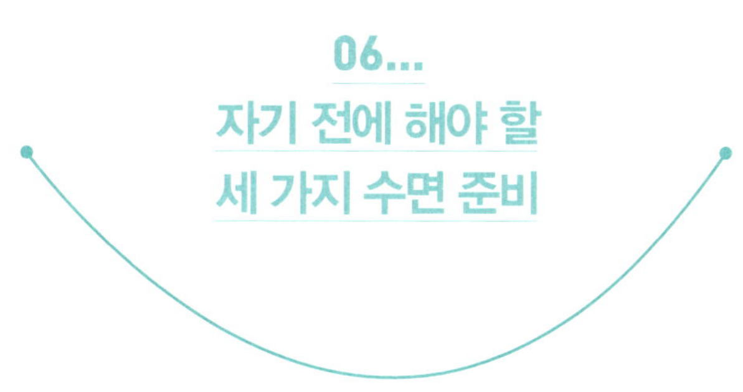

수면을 잘 조절할 수 있는 사람은 아침 시간을 효과적으로 활용한다.

이것은 반대 패턴을 생각하면 확실히 알 수 있다. 좀처럼 아침에 일어나지 못하는 사람은 대부분 지각하기 직전 아슬아슬한 시간까지 잠자리에서 빠져나오지 못하는 경우가 많다. 그리고 일어나지 않으면 안 되는 시간이 되면 너무 급하게 속도를 내서 준비하기 시작한다. 하지만 인간의 신체 구조로 보면 이것은 이치에 맞지 않다.

왜냐하면 우리의 신체는 잠에서 깬 직후에는 100%의 완전한 상태로 활동할 수 없기 때문이다.

위장이 좋은 예다. 아침에 잠에서 깬 후 바로 배가 고파서 게걸스럽게 많은 양을 먹는 사람은 거의 없다. 또 일어난 후 바로 화장실로 뛰어들어가는 사람도 드물다. 대체로 우리는 아침 식사를 마쳐야 변의를 느낀다. 이것은 잠에서 깬 후, 어느 정도 시간이 흘러야 위장이 움직인다는 증거다.

마찬가지로 신체의 다른 장기와 뇌도 아침에 일어난 후 어느 정도 시간이 지나야 충분한 힘을 발휘할 수 있다. 결국 아침 시간은 신체를 깨우는 데 필요한 시간이므로 어수선하게 보내거나, 시간을 낭비하지 않는 편이 좋다는 결론이 나온다. 따라서 역산 수면 방법처럼 다음날 아침에 해야 할 일을 전날 밤에 준비해 두어야 한다. 사전에 준비해 놓으면 안심하고 푹 잘 수 있고, 다음날 아침의 귀중한 시간을 효과적으로 사용할 수 있다. 구체적으로 다음 세 가지부터 시작하기를 추천한다.

잠자기 전에 마치면 좋은 세 가지 수면 준비

• 내일 입을 옷을 준비해 놓기: 아침에 '뭘 입지?'라고 생각하면서 옷을 찾는 것은 시간 낭비다. 소지품에 맞춰서 준비해 두면 빠르게 행동할 수 있다.

- 내일 예정을 간단하게 메모해 놓기: 잠에서 깬 후 메모를 보면서 하루의 대략적인 흐름을 파악해 놓으면 빠뜨린 것 없이 여유 있게 행동할 수 있다.
- 아침 식사를 이미지해 놓기: 일어난 후 냉장고를 열어 메뉴를 결정하는 것보다 전날부터 먹고 싶은 것을 준비해 놓는 쪽이 일어나기 쉽다.

이 세 가지 준비는 모두 당연하게 여겨질 만큼 간단한 것이지만, 실제로 해보면 내일의 일정이 놀라울 정도로 순조롭게 진행된다. 이렇게 기분을 좋게 만드는 습관이 생기면 밤에도 마음 편하게 잠잘 수 있어서, 확실히 일거양득의 방법이라 할 수 있다.

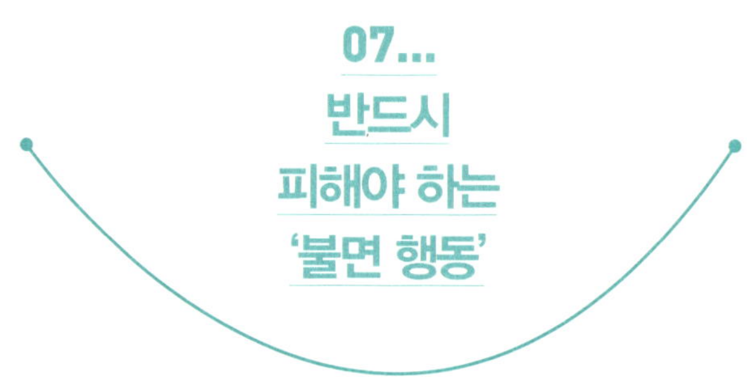

깊은 잠을 잘 수 있느냐 여부는 잠자기 직전에 어떤 행동을 하느냐
에 따라 크게 좌우된다. 본격적으로 자기 두 시간 전에는 잠자리에
드는 것이 가장 이상적이다. 두 시간이라는 긴 시간 동안 눈을 감고
자신과 마주하는 시간을 만든다. '두 시간 동안 자신과 마주한다'고
말하면 '상당히 아날로그적인 방법이네' 하며 포기할지도 모른다.
그렇지만 우리의 신체는 원래 아날로그로 되어 있다. 이것은 나이의 울타리를 벗어난 것이다. 그러므로 낮 동안 디지털 생활을 보내고 있는 만큼 집에서는 아날로그적인 상태로 돌아갈 필요가 있다. 이렇게 함으로써 신체는 본래의 리듬으로 돌아갈 수 있고, 긴장으로부터 해방된다.

자신과 마주하는 시간이 필요한 이유는 자신의 기분을 정리하고 자신을 이해하는 계기가 되기 때문이다. 낮 동안 겪은 괴로운 일 때문에 그 기분을 끌어안은 채 바로 잠들지 말고, '오늘은 이런 일이 있었지만, 마침 타이밍이 안 좋았던 것뿐이야. 내일은 다른 방법으로 해보자' 하며 기분 전환을 하는 기회를 갖자.

다음은 잠자리에 들기 전의 시간을 보내는 방법을 알아보자. 이 방법은 이른바 자신을 위한 자유로운 시간이니 마음껏 즐기도록 하자. 다만 텔레비전과 영화, 책의 장르에는 잠을 잘 들게 하는 것과 그렇지 않은 것이 있다는 점을 잘 기억해 두자.

구체적으로는 다음과 같다.

잠을 잘 들게 만들어주는 텔레비전, 영화, 책
- 텔레비전은 뉴스보다 자연 다큐멘터리를 선택
- 영화는 액션보다 따뜻한 드라마
- 책은 미스터리보다 사진집과 시집

질 좋은 잠으로 순조롭게 이동하기 위한 방법은 필요 이상으로
뇌를 흥분시키지 않는 것이다. 계속 잔상이 남을 정도로 충격적인
내용과 감정을 요동치게 하는 작품은 휴일의 낮까지 소중히 간직하
는 것이 좋을 것 같다.

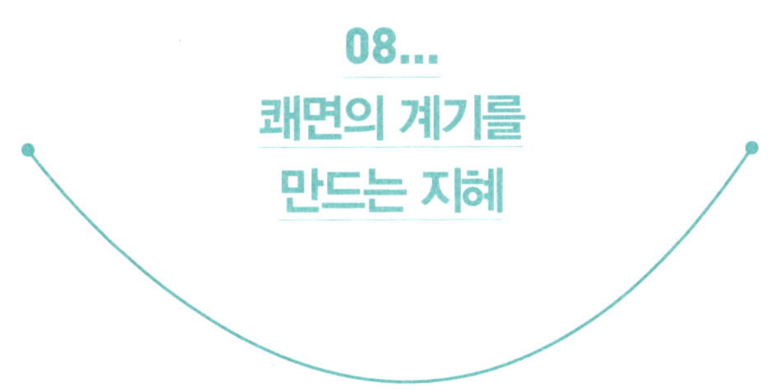

08...
쾌면의 계기를
만드는 지혜

'이렇게 하면 잘 수 있다'는 행동을 하나 만들어놓으면 언제라도 기분 좋게 잘 수 있는 마음 든든한 내 편이 된다. 쾌면을 위한 자신만의 행동을 갖고 있는 것이 좋다. 왜냐하면 '오늘 밤도 자지 못할 게 뻔하다'라고 포기해 버리면 실제로도 잠이 달아나 정신이 또렷해지고 자지 못할 때가 종종 있기 때문이다. 잠들지 못하는 주문에 걸렸다는 심리를 반대로 이용해서, 잠을 자도록 만들어주는 행동을 준비해 둠으로써 스스로를 안심시키는 효과를 노린다.

잠을 자기 위한 행동은 걱정거리가 있어서 잠들지 못할 때도 유용하다. 자기 위한 행동이라고 해서 대단한 것은 아니다. 잠을 자는 계기를 만드는 데 필요한 것은 '전에 이렇게 했더니 기분 좋게 잤다'는 기억만으로도 충분하다. 자기 전에 들었던 음악이나 읽었던 책, 방의 밝기와 책상의 높이 등 무엇이라도 상관없다. 중요한 것은 잠을 자기 위한 자신만의 '필승 방법'을 만드는 것이다. 이것은 수면 컨트롤과도 관련이 있다. 아침에 약한 사람은 '아침에 기분 좋게 일어나려면 어떻게 하면 좋을까?' 한 가지만 생각한다. 물론 아침의 괴로움을 신경 쓰는 것도 중요하지만, 밤에 '아직 잠자고 싶지 않다'는 생각을 억누르는 것도 중요하다. '내일 아침 6시에 일어나고 싶으니 오늘 밤 11시에 자야지'라고 잘 시각을 기준으로 해야 할 행동을 예정하는 것이 가장 좋지만, 이 사고방식이 습관이 되기까지는 시간이 필요하다. 처음에는 이른 밤에는 아직 자고 싶지 않을 때도 있기 때문이다.

'아직 자고 싶지 않은데' 생각하며 그다지 관심도 없는 텔레비전 버라이어티 프로그램 등을 보는 와중에 눈 깜짝할 사이에 한두 시간을 흘려보낸 경험이 있을 것이다. 이와 같은 패턴을 계속 반복하면 '자지 못하는 체질'을 개선할 수 없다. 반드시 오늘 밤부터, 잠을 자기 위한 행동을 실천해서 지금보다 잠을 조금이라도 더 중요하게 다루자.

덧붙여 나에게도 자기 위한 행동이 있는데, 이 자리에서 소개해 보겠다. 바로 내가 좋아하는 골프장을 그리면서 잠드는 것으로서, 아름다운 녹색의 필드 위에 서서 바다에서 불어오는 바람을 맞으며 스핀과 클럽을 휘두르는 것을 상상하면 정말로 기분이 좋다. 대개 18홀까지 돌지 못하고 자연스럽게 잠에 빠진다. 이처럼 잠을 조절하는 것은 자신을 조절하는 행위다. 기분 좋은 습관을 익힌다는 마음으로 실천해 보면 확실한 효과를 보게 될 것이다.

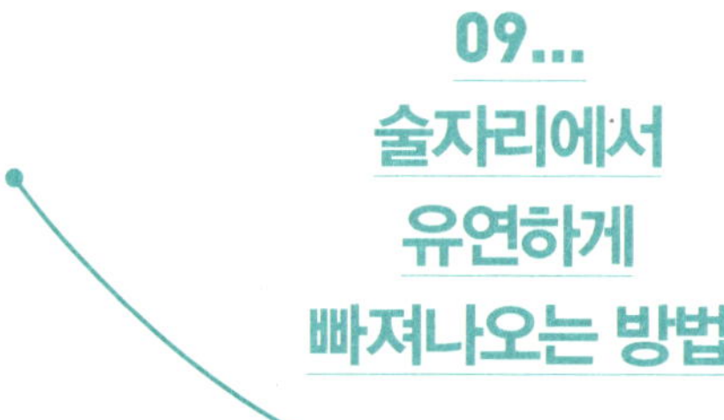

'오늘 밤은 빨리 돌아가서 푹 자고 싶다'라고 생각했을 때 비즈니스맨에게 가장 곤란한 점은 퇴근 시간 이후의 회식 등 술자리라고 할 수 있다. 상사와 임원으로부터 "한잔 마시러 가자"라는 권유를 받았을 때, 단칼에 거절할 수 있는 사람이라면 문제없겠지만, 그러지 못하는 사람은 스트레스를 받는다. '잘 어울리지 못하는 직원으로 여겨지는 건 싫다', '모처럼 제안을 받았는데 거절하는 건 미안하다’ 하는 생각이 머릿속에 맴돌아 결국엔 그들의 술자리에 함께하는 자신에게도 짜증이 난다.

회식에 참가해서 도중에 졸음을 못 이기고 꾸벅꾸벅 졸면 다른 사람도 흥이 깨져서 상대에게 좋은 인상을 주지 못한다. ‘처음부터 참석하지 않는 편이 좋았을 텐데……’ 하고 생각해도 이미 어쩔 수 없다. 사실은 이와 같이 ‘술자리에 초대를 받으면 상대가 일어설 때까지 어울려주는 것이 매너’라는 사고방식은 이미 한물간 구세대의 이야기가 되어가고 있다.

지금은 일반적으로 ‘회사가 원하는 인재는 잘 노는 사람보다 일을 잘하는 사람’이라는 사고방식으로 변했다. 이해하기 쉽게 말하면 예전에는 극진한 접대를 하는 경우 상대로부터 ‘상당히 장래성 있는 친구군’이라며 환심을 사서, 영업이나 출세의 발판이 되었다. 하지만 오늘날에는 비즈니스도 냉혹해져서 아무리 접대를 잘해도 성공으로 이어지지 않는다. 오히려 상대가 이익이 되는지 아닌지에 따라 영업도 출세도 결정된다.

결국 수면 시간을 줄여가면서까지 밤의 술자리에 참가하는 것보다 충분히 잠을 자고 일을 하는 쪽이 자신을 위해 훨씬 좋다는 결론이 나온다.

또 신경 써야 할 부분은 거절 방법이다. 거절 방법은 “요즘에는 마시고 나면, 다음날 몸 상태가 나빠져서요”라든가 “내일 일에 지장을 주면 안 되어서요” 등등, 특별히 꾸미지 말고 직설적으로 깔

끔하게 전달하는 것이 좋다.

가장 중요한 건 내일 아침 동료에 대한 태도다. 권유를 거절한 것과 회식 도중 자리를 뜬 점에 관해 간단하게 사과 문자나 전화를 한다. 또는 화제에 올랐던 주제를 조사해서 새로운 정보를 전해주거나, 상대가 기뻐할 만한 일을 하나라도 한다면 확실히 인상이 좋아질 것이다. 이처럼 약간의 배려만 있다면 자신의 수면 리듬을 지킬 수 있다.

누군가를 위해서 자신의 중요한 신체를 희생할 필요는 없다. 내 인생의 주인공은 바로 나다, 그렇게 생각하고 쾌면 생활을 관철해 나가자.

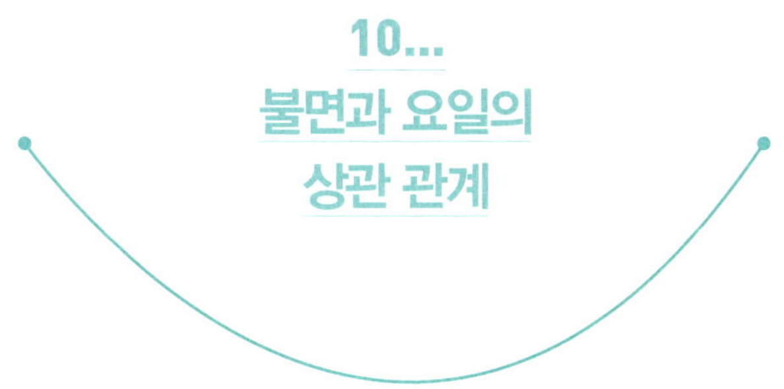

10...
불면과 요일의
상관 관계

월요일 아침을 가장 괴로워하는 사람에게 추천하고 싶은 것은 주말의 자는 습관을 변경하는 방법이다. 이런 방식으로 자면 월요일 아침의 괴로움이 줄어들 것이다.

우리는 직업과 관계없이 평일에는 항상 피로를 느낀다. 좀 더 자고 싶거나 좀 더 뒹굴고 싶은 기분을 억누르면서 평일을 보내기 때문에 몹시 주말을 기다린다. 학생 시절에는 약속이 없는 주말의 한

가한 시간을 주체하지 못하던 사람도 사회인이 되면 약속이 없는 휴일이 얼마나 귀중한지 잘 알게 된다. 하지만 기다리고 기다리던 주말이니 마음껏 즐겨야지 하면서 생활 리듬을 크게 무너뜨리는 건 위험하다. 월요일 아침이 괴롭게 느껴지는 가장 큰 원인은 주말에 체내 시계가 어긋났기 때문이다.

월요일 아침이 괴로운 사람이 전형적으로 주말을 보내는 방법은 다음과 같은 패턴이다. '금요일 밤엔 다음날 출근 걱정을 하지 않아도 되니까 밤늦게까지 마음껏 자지 않고 놀아도 되는 최고의 날. 해방된 기분을 만끽하기 위해 한계에 다다를 때까지 텔레비전을 보거나, 인터넷을 하다 기력이 다했을 때 잠자리에 든다. 약속이 없는 토요일엔 오후 늦게까지 잠을 자고, 일어나서는 잠옷 차림으로 빈둥빈둥 시간을 보낸다. 저녁이 가까워지면 드디어 샤워하고, 근처에 먹을 것을 사러 어슬렁어슬렁 외출. 그날 밤에는 전날 너무 자서 잠이 오지 않으니까, 역시 2~3시까지 자지 않고, 결국 일요일도 똑같이 늦게 일어나는 패턴으로 밤에는 자지 못하고…….'

아무리 피곤해도 하룻밤에 열 시간 이상 푹 자면 다음날은 밤이 되어도 쌩쌩한 것이 당연하다. 이럴 때는 월요일 아침에 기준을 맞춰놓고 역산으로 수면을 조절한다. 결과적으로 토요일 밤부터는 체내 시계가 어긋나지 않도록 '금요일 밤만 늦게 잔다'라는 원칙이 월요일을 산뜻하게 맞이할 수 있는 수면 방법이다.

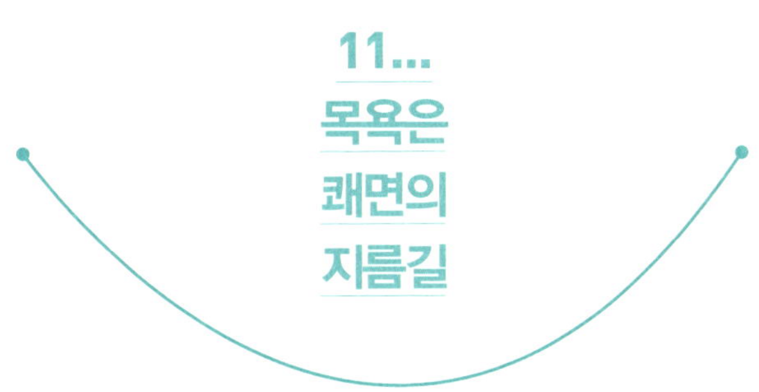

11...
목욕은
쾌면의
지름길

"쾌면의 비결과 스트레스를 물리치는 방법은 몸과 마음을 편안하게 만드는 것"이라는 말을 자주 들었지만, 구체적으로 어떻게 무엇을 하면 편안해질 수 있을까?

실제로 나도 환자들로부터 "편안해지고 싶어도 어떻게 하면 좋을지 모르겠다. 그래서 기분 좋게 자지 못하는 것이 아닐까?" 하는 고민을 자주 듣는다. 확실히 "편안하게 받아들이고 편하게 생각하세요"라는 말을 들어도 그렇게 간단히 할 수 없다. 하지만 바로 실행할 수 있고 확실히 효과 있는 편안해지는 방법이 있다. 그것은 목욕이다. 예를 들어 아기와 어린이가 자고 있는지 깨어 있는지를 확인할 때, 손을 잡아서 확인하는 경우가 있다. 따뜻하면 자고 있다는 증거다. 이것은 신체가 수면에 빠졌을 때 자연스레 신체 심부의 체온을 내리고 열을 방출하기 위해 일어나는 현상이다. 어른도 마찬가지로 잠잘 때는 신체로부터 열이 방출돼서, 신체 심부의 체온을 내리려는 움직임이 있다. 결국, 신체의 표면을 따뜻하게 하면 내면에서 열이 나오면서 신체 심부의 체온이 내려가 잠들기 쉬워진다.

목욕은 이 움직임을 활용한다. 목욕에는 우리가 푹 잘 수 있도록 해주는 여러 가지 기능이 있다. 우선 앞에서도 언급했듯이 따뜻한 욕조에 들어가 신체를 따뜻하게 한다. 목욕 후 몸의 표면에서 열이 점점 사라져감에 따라 심부의 체온이 조금씩 내려간다. 체온이 내려가는 이때 잠들면, 기분 좋고 부드럽게 수면에 빠질 수 있다.

또 따뜻한 욕조에 몸을 담그면 혈액 순환이 좋아져 긴장으로 딱딱해진 목과 어깨 등의 신체 결림이 풀린다. 어깨까지 욕조에 푹 담그면 손발과 허리 등의 전신 결림이 차분히 풀어져 몸이 부드러워진다. 이때 목욕 물 온도가 중요하다. 뜨거운 목욕을 선호하는 사람도 있겠지만, 신체는 '미지근한 물'을 편안하게 느낀다. 에너지 절약 면에서도 40도 전후가 적당한 온도라고 할 수 있다. 목욕은 심신을 모두 편안하게 만들어서 기분 좋은 잠을 맞게 해주는 최고의 습관이다.

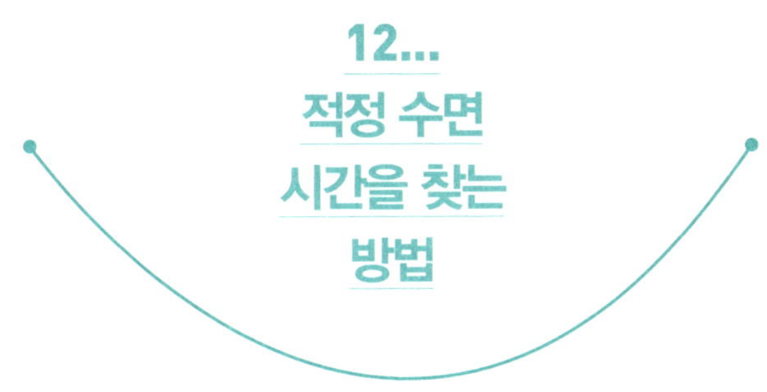

12...
적정 수면
시간을 찾는
방법

제2장에서는 '여덟 시간 수면'에 구애될 필요는 없다는 점을 이야
기했다. 아침에 일어날 때 어젯밤은 기분 좋게 잘 잤다고 느끼는 적
당한 수면 시간은 개인마다 차이가 있기 때문에 몇 시간이 최고다
라고 정해진 건 없다. 그러므로 반대로 생각하면 "저는 항상 여덟
시간 자니 문제 없겠죠"라며 안심할 수도 없다. 그 사람에게 적당
한 수면 시간이 열 시간이라면, 항상 두 시간씩 부족하니까 건강한

생활을 보내기 위한 수면 시간이 확보되지 않는다.

불평등하다고 생각할지도 모르겠지만, 세상에는 여섯 시간만 자도 건강한 사람이 있는가 하면, 아홉 시간을 자지 않으면 힘을 내지 못하는 사람도 있다는 것을 기억해야 한다.

자신에게 맞는 적당한 수면 시간이 몇 시간인지 조사하려면 어떻게 하면 좋을까? 다음의 방법을 사용하여 시험해 볼 수 있다. 실험은 컨디션이 다소 흐트러져도 조정하기 쉽도록 일주일 단위로 한다. 예를 들면 일주일 동안 매일 여섯 시간 수면을 지속한다. 주말이 다가올수록 '낮에 너무 졸려서' 괴로운 상태가 되면 여섯 시간 수면만으로는 부족하다는 증거다. 다음 주에는 수면 시간을 일곱 시간으로 늘려본다. 이렇게 해서, 주말까지 컨디션이 괜찮은 수면 시간을 발견한다면, 그것이 당신에게 적당한 수면 시간이다.

자신에게 적당한 수면 시간을 알아두면 건강의 척도로 삼을 수 있어 상당히 편리하다. 야근이 계속될 때 '매일, 적당한 수면 시간 일곱 시간은 지키고 있으니까 괜찮아'라든지 '요즘 계속 다섯 시간 밖에 자지 못했으니까 슬슬 쉬어야겠다'라고 스스로 진단할 수 있어 큰 병을 앓기 전에 자신의 몸 상태를 조정하고 관리할 수 있다.

가령, 동료와 똑같은 페이스로 일을 해도 각자 적당한 수면 시간이 다르기 때문에 컨디션의 좋고 나쁨의 차이가 생기는 것이 당연하다. 동료는 컨디션이 괜찮은데 자신은 나빠져도 당황하지 않고 자신만의 페이스로 일을 할 수 있다. 적당한 수면 시간을 아는 것과 동시에 중요한 포인트가 두 가지 더 있다. 하나는 '몇 시간 이상 자지 않으면 안 된다'처럼 적당한 수면 시간에 구애받지 않는 것이다. 이 점은 다음 항에서 자세하게 설명하겠다.

또 다른 하나는 각각의 사람에게 필요한 수면 시간은 결코 단축할 수 없다는 것이다. 적당한 수면 시간이 일곱 시간인 사람이 수면 시간을 다섯 시간으로 유지하면 언젠가는 몸 상태가 나빠진다. 이 두 가지는 모순인 것 같지만 결국, 중요한 것은 '적당한 수면 시간에 너무 구애받지 않으면서도 항상 의식해야 한다'는 점이다.

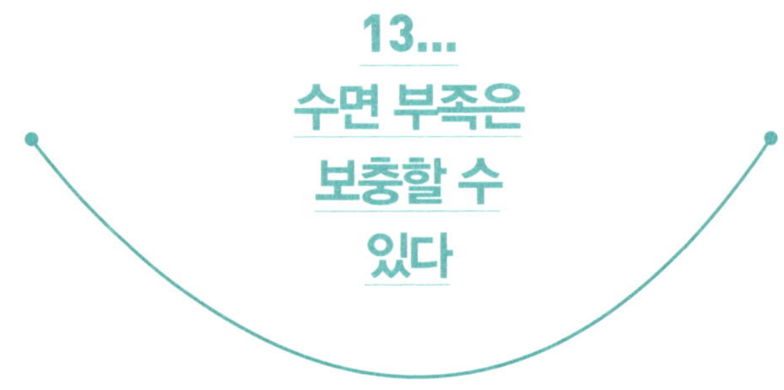

일과 가사, 육아에 시달리다 보면 아무래도 수면이 부족할 때가 있다. "이대로는 병이 들겠다는 초조한 기분도 들고, 무엇보다 몸이 힘들어서요……"라며 불면증에 걸릴까 불안한 마음을 안고 상담하러 오는 사람도 있다. 그럴 때 내가 추천하는 방법은 '2~3일 단위로 잠을 잔 시간을 합치는 것'이다.

예를 들면 어젯밤에 다섯 시간밖에 자지 못해서 오늘 아침은 비

틀비틀 거리는 상태인데, 오늘 밤도 충분히 자지 못할 것 같다. 이
때 '오늘은 제대로 일을 못 하겠다. 안 되겠네, 병에 걸릴 것 같아'
하고 깊이 생각하지 말아야 한다는 것이 나의 생각이다. '어제 못
잤으니까, 오늘도 안 되겠어'가 아니라 '어제와 오늘은 5시간씩밖
에 자지 못했어도 내일모레 충분히 자면 괜찮겠지'라며 크게 보고
생각해야 한다.

우리 신체는 미리 자둘 수는 없어도 잠 부족이라는 빚은 갚을 수
있다. 사실 빚은 지지 않는 것이 당연히 좋지만, 상황에 따라서는
피할 수 없을 때도 있다. 그럴 때 '이젠 안 되겠다' 하고 깊이 생각
해 버리면 역효과가 난다. 지나치게 수면 시간에 구애받으면 오히
려 잠들기가 어렵고, 정신적으로도 좋지 않다. 물론 밤샘과 한숨도
자지 못한 상황은 예외겠지만, 다소 모자라는 수면 부족이라는 빚
은 2~3일 안에 돌려주면 괜찮다. 이렇게 생각하면 마음이 즐거워
지지 않는가?

마음의 부담을 가볍게 하는 것이 바로 수면 컨트롤이다.

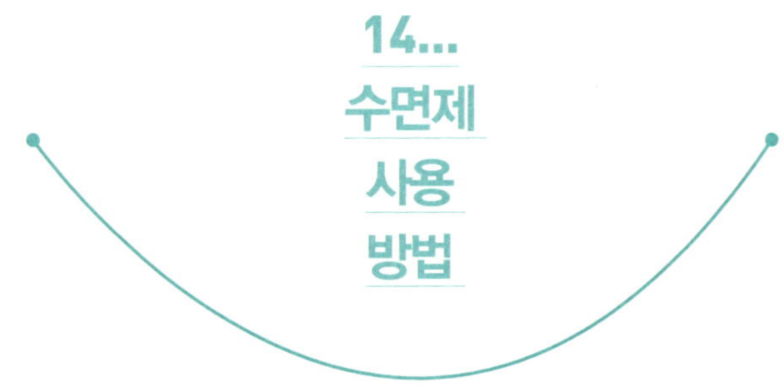

잠 때문에 고민하는 사람 중에 손쉬운 방법으로 약을 사용하는 경우가 있다. 시중에서도 몇 가지를 판매하고 있다. 수면제는 기본적으로 OTC(over the counter) 약이라고 해서 의사의 처방전이 있어야 구매를 할 수 있다. 그런데 이와 같은 의사의 진료 없이 시판되는 수면제를 사용하는 이들도 간혹 있는데, 이때 주의할 점은 '불면증에 효과 있음'을 선전하지 않는다는 점이다. 병원에서 처방받은 약과는 달리, 신체에 작용하는 효과도 다르다. 불면증을 근본부터 치료하지 않고 병원에 가는 것보다는 간편하니까 괜찮겠지, 하는 안이한 생각으로 사용하는 것은 추천하지 않는다. 불면 때문에 깨어 있는 시간이 괴롭다면 시판 약으로 대처하지 말고 우선은 병원에서 의사의 진료를 받는 것이 좋다.

한편, 일본인은 수면제에 지나치게 부정적인 이미지를 가지고 있는 것도 부정할 수 없다.

수면제는 잘 사용하면 불면의 고민을 구해주는 아군이지만, 반대인 경우도 있어 "독도 되고 약도 된다"라고 말할 수 있다. 수면제는 습관적으로 사용하면 '독'이 된다.

지금까지 수면제를 먹은 적이 없는 사람이 약을 먹고 효과를 보고, 다음날 아침 굉장히 개운하게 잠에서 깬 후 놀라는 경우도 있다. 자연적으로 잘 때는 서서히 잠에 들지만 약을 사용하면 '서서히' 부분을 생략하고 갑자기 쿵 하고 잠에 들어서 갑자기 깊은 잠에 빠져버리는 숙면을 맛보기 때문이다.

하지만 약을 먹고 푹 잔 다음날은, 당연히 힘이 넘쳐서 밤이 돼도 잠들기 힘들다. 그러면 잠들지 못해 초조해지고 '그래, 약을 먹으면 또 깊은 잠을 틀림없이 맛볼 수 있을 거야' 하며 약을 먹고, 결국엔 약 복용을 멈출 수 없다.

수면제가 가져오는 잠은 자연적인 것이 아니다. 어디까지나 일시적이라는 걸 잊지 말아야 한다. OTC 약으로 정하고 구매를 할 때 원 쿠션이라는 장애물을 두고 있는 이유도 그 때문이다.

우선은 자력으로 쾌면 환경을 정비한다. 또한 아무리 해도 자기 힘들다면 의사의 지도를 받아 수면제의 활용을 검토하는 것이 현명한 방법이다.

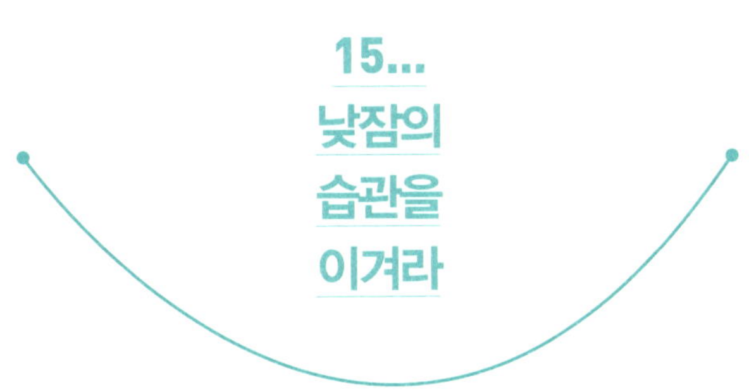

15...
낮잠의
습관을
이겨라

밤에 푹 자지 못한 만큼 낮잠으로 보충해서 수면을 조절하는 사고 방식이 있다. 낮잠과 낮의 선잠은 밤의 잠을 보충할 수 있을까? 결론부터 말하면 낮잠과 선잠은 밤의 잠을 보충하지 못한다. 왜냐하면 인간은 밤에 푹 자고 낮에는 활동하는 형태가 이상적이기 때문이다.

낮잠의 가장 적절한 시간은 길어도 15분이다. 이렇게 적게 자도

확실히 머리가 개운해진다. 따라서 '졸려서 어쩔 수 없다', '너무 졸
려서 해야 할 작업의 효율이 떨어진다'는 사람은 15분 동안 가면을
취하는 것이 좋다. 하지만 낮잠을 습관으로 만들어 밤의 잠을 보충
하려 한다면 그 생각은 고칠 필요가 있다. 특수한 임무를 맡은 사람
과 특별한 상황에 놓인 사람이라면 수면을 횟수로 나누는 방법도
건강한 신체를 유지하기 위해서는 효과적이다. 그러나 그것은 어디
까지나 일시적인 것으로 평생 지속할 수는 없다.

우리의 신체는 띄엄띄엄 자는 것보다 한 번에 푹 자는 것을 자연
적으로 원하기 때문이다. 잠은 휴대 전화 충전기와 비슷하다. 횟수
를 나눠서 여러 번 충전하는 것보다 한 번에 충전하는 쪽이 배터리
에도 좋은 것처럼 수면은 한 번에 충분히 취하는 쪽이 신체의 부담
을 훨씬 덜어준다.

다른 이야기로 넘어가면, 나눠서 자는 분할 수면은 요트 레이스
에 출장한 선수들의 예가 유명하다. 몇 날, 몇 주간을 바다 위에서
지내야 하는 요트 레이스는 항해하면 할수록 어디에서 어떻게 수면
을 취하는가가 경기 승패를 좌우한다. 장시간 오래 푹 자면 속도가
떨어지고, 코스를 벗어날 위험성이 있다. 미국의 수면학자 스탄인
이 요트 선수들을 대상으로 시행한 실험을 보면, 레이스에서 상위
입상한 요트에 탄 요트 선수의 대부분은 1회 수면 시간이 20분에서
한 시간, 수면 시간 하루 합계가 네 시간이었다고 보고했다.

인간은 이처럼 분할 수면을 해도 정확한 판단과 행동을 할 수 있

다. 이 결과에서 추측할 수 있는 것은 충분한 수면을 취할 수 없는 환경에 있는 사람에게 낮잠은 중요한 수면 시간이 된다는 것이다. 하지만 그것은 특정 기간에 한정된 것으로 계속 지속하기는 힘들다. 앞의 실험 보고에 따르면 요트에서 내린 요트 선수들은 일상생활에서는 7~8시간의 지속적인 수면 스타일을 갖고 있다고 한다. 바꿔 말하면 분할 수면이 레이스라는 일에 지장을 주지 않고 효율이 높은 수면 방법이라는 것을 잘 알고 있어도 평상시에는 분할 수면을 하지 않는다. 인간은 효율 높은 수면 방법이 아니라 기분 좋은 수면 방법을 원한다는 것을 알 수 있는 결과다. 낮잠과 선잠을 부정하는 건 아니지만, 가능하면 밤에 충분히 자는 것을 추천한다.

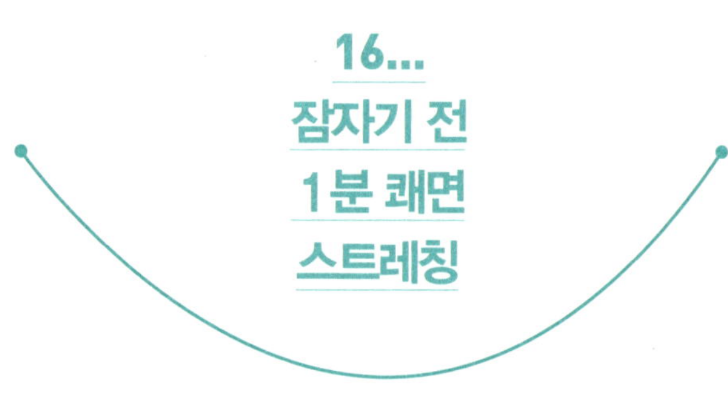

16...
잠자기 전
1분 쾌면
스트레칭

자기 전에 약간의 스트레칭을 하는 것만으로도 놀랄 정도로 몸이 가벼워지고 기분 좋게 잘 수 있는 방법이 있다. 1분만 투자하면 가능한 '쾌면 스트레칭'이 그것이다. 이 쾌면 스트레칭의 장점은 간단히 할 수 있고, 땀이 나지 않고, 도구가 필요 없다. 잠자기 전 딱 1분, 이불 위에서 할 수 있는 스트레칭을 소개한다.

전신의 힘을 빼고 편안하게 하는 스트레칭

신체를 따뜻하게 만들기 위해서 우선 긴장시킨다.

'폈다' → '축 늘어뜨렸다'를 반복해서 전신을 풀어준다.

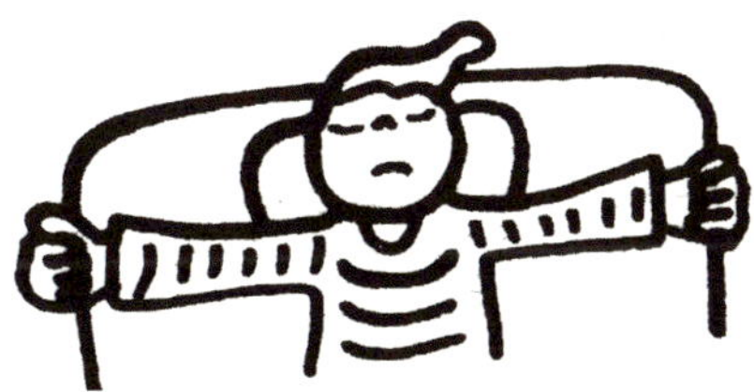

step 1

이불 위에 대자로 눕는다. 팔을 벌리고 다리는 어깨 너비만큼 벌리고 머리 끝에서 발끝까지 전신에 강하게 힘을 모아서 5초간 숨을 참는다.

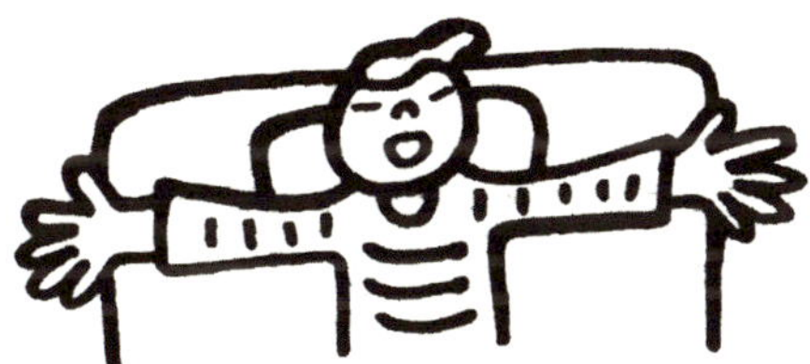

step 2

숨을 내쉬는 동시에 모든 힘을 느슨하게 빼서 몸을 이완한다.

step 3

1과 2를 1세트로 5세트 반복한다.

허리를 푸는 스트레칭

낮에 사무 업무를 하느라 앉아 있는 일이 많은 사람, 또는 서서 일하는 사람 등 어느 쪽이든 장시간 같은 자세로 일하면 허리에 부담을 준다. 평소에 하지 않는 자세를 취함으로써 굳은 허리를 풀어 준다.

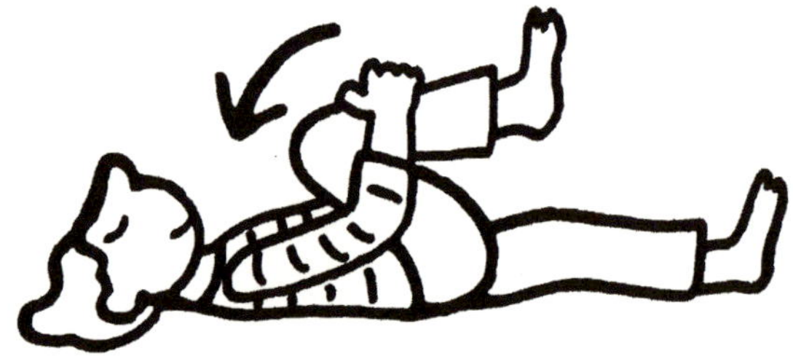

step 1

한쪽 다리를 꺾어 구부리고, 무릎 아래 주변을 양손을 사용해서 끌어안듯이 해서 가슴 쪽으로 가까이한다.

step 2

엉덩이부터 허벅지 안쪽 부분에 걸쳐서 몸이 펴지는 상태를 느끼면서 5초간 그대로 자세를 유지한다.

step 3

다리를 천천히 되돌리고, 이번에는 다른 쪽 다리도 똑같이 한다. 좌우 다리를 1세트로 해서, 이것을 5세트 반복한다.

비뚤어진 골반을 올바른 위치로 되돌리기 위해 신체를 비튼다.

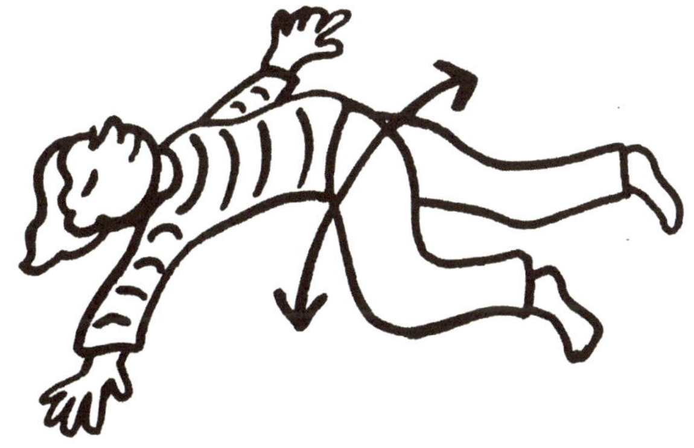

step 1

옆으로 누워 양팔을 펼친다.

step 2

오른쪽 다리는 뻗은 채로 왼쪽 다리는 오른쪽 다리를 걸치는 요령으로 교
차시킨다.

step 3

허리 주변이 펴지는 듯한 상태를 느끼면서 5초간 그대로 자세를 유지한
다. 다리를 되돌려 왼쪽 다리도 똑같이 한다. 좌우 다리를 1세트로 해서, 이
것을 5세트 반복한다.

이상 세 가지 종류의 스트레칭을 소개했다. 전부 한 번에 해도 상관없다. 몸 상태에 맞춰 자유롭게 조합시켜 해본다. 스스로가 기분 좋다고 느끼는 것은 뇌에도 상당히 좋고, 쾌면을 도와준다.

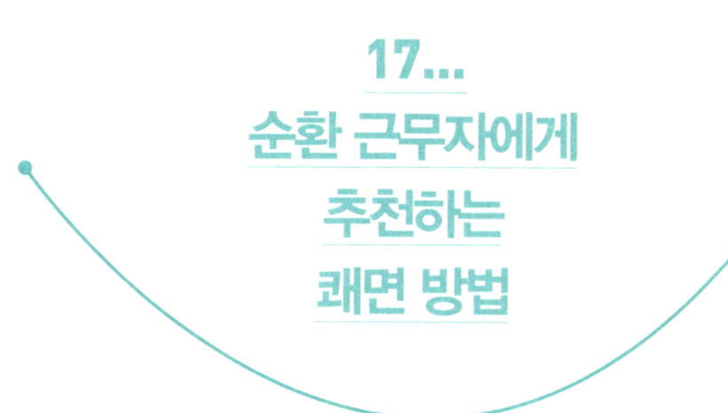

17...
순환 근무자에게 추천하는 쾌면 방법

순환제로 교대 근무를 하는 사람들 사이에서도 잠에 관한 고민은 널리 퍼져 있다. 24시간 근무하는 기업 때문에 생긴 피해라고 말할 수 있다.

그런데 교대 근무를 하는 사람들의 수면에 관한 고민 중에서도 가장 많은 것이 야간 근무 다음날 아침, 집에 돌아가도 쉽게 잠들지 못한다거나 오랜 시간 동안 잘 수 없다는 것이다. 야간 근무 조의

잠의 특징에는 '얕은 잠', '오래 자지 못한다', '도중에 몇 번이나 깬다' 등이 있다. 일을 마친 후 체내 시계는 슬슬 잠자리에 들 시간인데, 귀가를 할 때 아침 햇살을 받아 신체가 혼란을 느끼는 것도 불면의 원인 가운데 하나다.

불규칙한 생활 방식을 가진 사람이 항상 잘 잘 수 있는 방법에는 무엇이 있을까? 내가 추천하는 방법은 체내 시계의 원칙을 무너뜨리지 않는 것이다. 예를 들어 야근 근무를 마친 다음날이 휴일이면 아침에 귀가해서 선잠을 자고 일어나서 오후 시간을 신체로 느끼는 것도 하나의 방법이다. 구체적으로는 오전 여섯 시에 귀가해서 일곱 시부터 일곱 시간 자고 싶어도 다섯 시간만 자고 오후 열두 시에는 일어난다. 그 후 일광욕을 하거나 활동을 하면서 밤을 맞이한다. 그때 신체는 자고 싶다고 느끼므로 평상시보다 빠른 아홉 시에 잠자리에 들 것이다. 그러면 어떻게든 오래 자려고 해도 열 시간이 한도니까 다음날 아침은 일곱 시에 잠에서 깬다.

이렇게 보통 사람의 생활 사이클로 돌아갈 수 있다. 이처럼 조금 참아야 하는 괴로운 시간대가 있어도 체내 시계의 리듬으로 돌아가려 노력하면 신체는 원래의 페이스를 되찾을 수 있어서 긴 안목으로 봤을 때 훨씬 좋다. 특수한 수면 컨트롤의 예이지만, 무너진 체내 시계를 가능한 한 빨리 원래대로 회복하는 것이 비결이다.

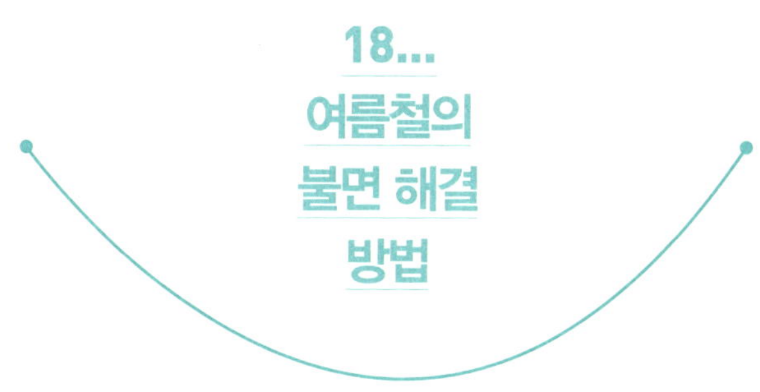

18...
여름철의
불면 해결
방법

무더운 날씨에 잠자는 것이 괴로운 밤, 아침까지 깨지 않고 푹 잘 수 있는 비결이 있다. 계절과 관련이 있는 것으로 숙면을 위해서는 온도와 습도가 관건이다. 일반적으로 쾌면을 위한 이불 속 온도는 33도, 습도는 55%라고 한다. 그렇지만 여름 기온을 생각하면 대충 이불 속은 33도보다 높을 것이다. 그러므로 쾌면을 가져오는 시원한 느낌의 침실을 궁리할 필요가 있다.

우선 걱정되는 건 에어컨이다. '에어컨을 켜놓은 채로도 괜찮을까?' '에어컨 온도 설정은 어떻게 할까?' 등등, 지금까지 여러 가지 시행착오를 거쳐온 사람들이 많을 것이다. 기본적으로는 각자가 아침까지 기분 좋게 잘 수 있는 방법이 최고라고 생각하지만, 참고로 내가 실천하는 방법을 소개하겠다.

선풍기를 사용하는 방법이다. '요즘 시대에 선풍기?'라고 생각할 수도 있지만, 에어컨의 온도 조정이 어려운 사람에게는 손이 많이 가지 않으므로 추천한다. 중요한 것은 신체에 바람이 직접 닿지 않도록 하는 것이다. 발에서 조금 떨어진 곳에 선풍기를 놓고 멀리서 오는 바람을 맞는다. 내 선풍기에는 세 시간 후에 자동으로 스위치가 꺼지는 수면 모드 기능이 있지만, 이런 기능이 없을 때는 미풍으로 설정하는 것이 좋다. 선풍기 바람만으로는 너무 덥다고 느끼는 사람은 자기 직전까지 에어컨으로 방을 시원하게 만들고 나서 잠을 자기 직전에 선풍기로 교체하는 방법도 있다.

몸에 좋고 절전에도 도움이 되는 이 두 가지 이유 때문에라도 쉽게 잠들지 못하는 뜨거운 밤에 시원하게 푹 자도록 도와주는 선풍기를 추천한다.

19...
여름에 시원하게 자려면 머리와 발을 차갑게!

전자 제품에 의지하지 않고 시원하고 기분 좋게 자는 데 추천하고 싶은 것은 '신체 일부를 차갑게 하는 것'이다. 신체 일부는 머리와 발을 말한다. 옛날 조상들도 머리를 시원하게 하려고 여러 가지 궁리를 했다. 등나무와 대나무로 짜서 '죽부인', 즉 바람이 잘 통하는 쿠션을 만들어 사용한 것을 통해 잘 알 수 있다. 현대에는 좀 더 손쉽게 시원함을 얻을 수 있는 얼음 베개가 인기다. 냉장고에 넣어두

기만 해도 차가워지는 얼음 베개는 절전과 환경 보호를 겸한 상품
으로 매장에서 손쉽게 살 수 있다.

머리를 시원하게 하면 신체 심부의 체온이 급격히 내려가서 부드
럽고 상쾌하게 잘 수 있다고 한다. 그 밖에 발을 시원하게 하는 것
도 쾌면의 비결이다. 가장 간단한 방법은 이불에서 발만 내미는 방
법이지만, 그것만으로 시원하지 않을 때는 차가운 물로 발을 씻는
것도 좋다. 발에 붙이는 찬 시트 같은 상품을 파는 가게도 있다.

또 여름 아침에 강한 햇빛에 눈이 부셔서 예정 시간보다 훨씬 전
에 잠에서 깨어나는 경우에는 창에 암막 커튼을 다는 방법도 효과
적이다.

우리의 신체는 태양의 리듬과 연결되어 있어서 사계절 중에서도
오후 시간이 제일 긴 여름은 가장 수면 시간이 짧아지는 시기이기
도 하다. 조금이라도 깊이 자기 위해서 기분 좋은 궁리를 해보자.

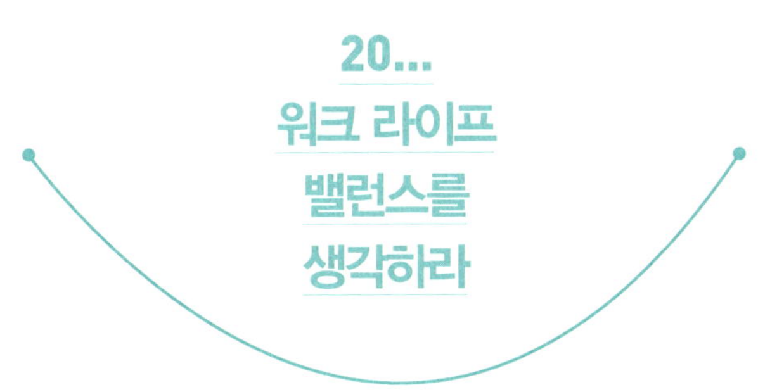

여러분은 일과 사생활의 균형을 잘 잡고 있는가? 나에게 불면을 상담하러 오는 사람들은 말을 맞춘 듯이 "업무가 바빠서, 개인적으로 하고 싶은 일이 있지만, 시간이 없어서……"라는 하소연을 한다. 일과 사생활의 균형을 '워크 라이프 밸런스'라고 하는데, 푹 자지 못하는 사람은 워크 라이프 밸런스가 좋지 않을 것이다.

이처럼 매일같이 일 때문에 너무 바빠서 일 이외의 삶이 없고 즐거움이 없는 상태가 지속되는 경우 피로가 쌓이고 숙면을 취하지 못해 신체에 문제가 생길 뿐 아니라, 머지않아 마음마저 비명을 지르게 된다. 언뜻 일에 몰두하고 있어 일하는 기쁨을 느끼고 있다고 생각하는 사람이라도 사실은 정신적으로 쫓기는 경우도 많다.

현대 사회에서는 일을 잘하는 사람일수록 바쁜 것이 상식이다. 누구라도 일을 부탁할 때는 잘하는 사람에게 부탁하고 싶어 한다. 그래서 능력이 있고 일을 잘하는 사람에게만 업무가 몰리게 마련이다. 또한 부탁받은 쪽도 성실한 경우가 많아서 일이 쌓여도 기쁘게 생각하고 상대의 기대에 응하려는 생각에 열심히 한다. 그 결과, 일이 늘어나 바빠지고 수면 시간이 줄어들고, 서서히 일의 효율도 내려간다.

그럭저럭 일을 하고 있어도, 부탁받은 일 전부를 말끔히 처리하지 못해 "책임을 다하지 못해 죄송합니다……"하며 자신을 책망하거나 우울증에 빠진다.

우울증에 걸려 불면에 시달리는 이유는 지금까지 말한 대로다. 몸과 마음의 건강을 보호하는 의미에서라도, 행복한 인생을 보낸다는 관점에서도, 워크 라이프 밸런스를 유지하면서 생활하는 것이 매우 중요하다.

구체적으로 지금의 일을 유지하면서 생활 속에서 개인적인 시간을 풍부하게 유지하기 위해 어떻게 하면 좋을까? 그 비결은 아침 시간을 잘 활용하기에 달려 있다. 저녁에 하던 일을 바꿔서 아침에 실천하는 방법에 대해서는 제5장에서 자세히 말하겠다.

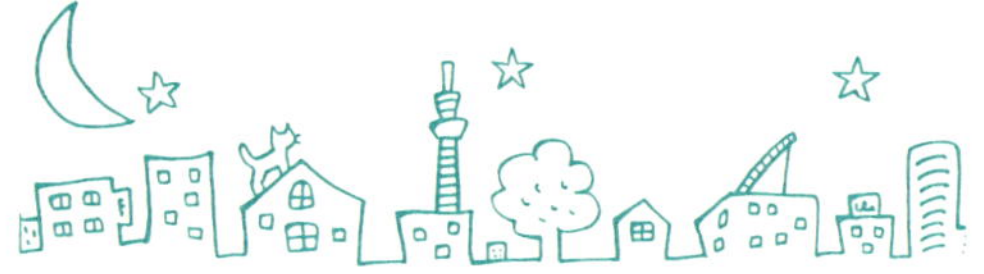

제5장

개운하게
일어나기 위한
20가지 비책

쾌면 환경을 만들어라

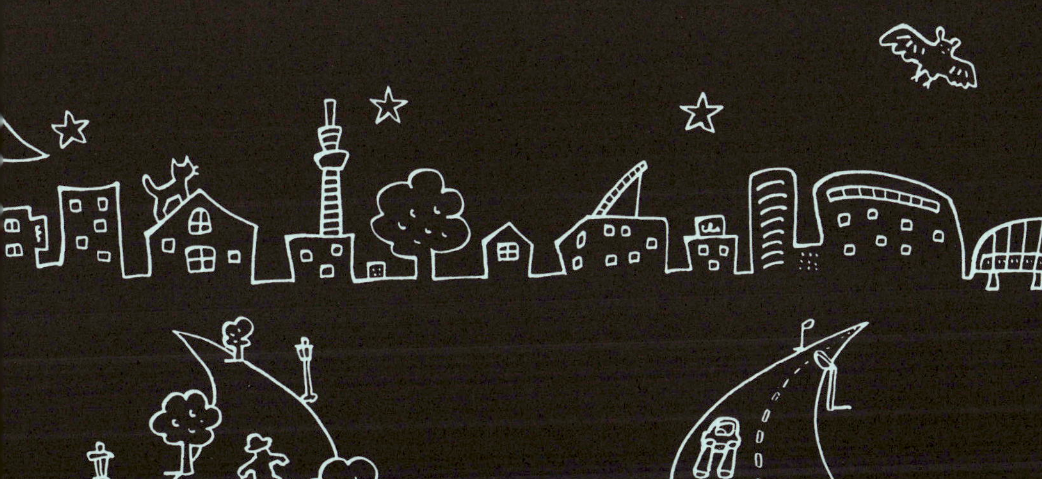

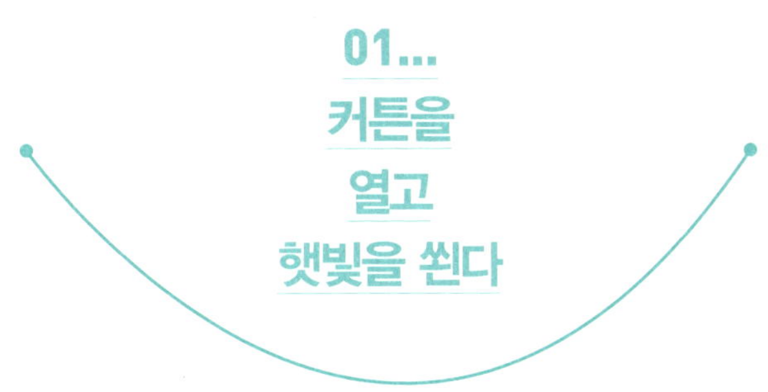

01...
커튼을
열고
햇빛을 쐰다

'일어나지 않으면 안 되는 걸 알면서도 더 자고 싶어……' 이런 기분을 날려버리는 방법을 알고 있는가? 아침에 커튼을 열고 햇빛을 쐬기만 하면 된다. 그것만으로도 확실히 잠에서 깨어나 신체가 상쾌해진다. 이것은 몸에 기운을 불어넣기 위한 주문이 아니다.

아침의 햇빛을 쐬는 것만으로 산뜻하게 일어날 수 있는 것은 과학적으로도 근거가 있다. 수면은 멜라토닌이라는 호르몬과 관련 있다. 우리가 아침의 햇빛을 쐬면서 활동을 시작하면, 멜라토닌은 그로부터 약 14시간 후에 우리 몸에서 분비가 된다. 멜라토닌은 수면을 촉진하는 호르몬으로서, 분비되는 양이 많을수록 수면을 촉진한다. 그러므로 아침에 햇빛을 쏘이며 아침이 왔음을 확실히 신체에 인식시키는 것이 중요하다. 반대로 어두운 방 안에서 아침 햇빛을 쐬지 못하면, 신체가 아침을 인식하지 못해 체내 시계는 자꾸 뒤로 어긋난다.

체내 리듬에 혼란을 주지 않기 위해서라도 아침에 자명종의 알람이 울리면, 힘들어도 창으로 가서 활짝 커튼을 연다. 그리고 아침의 빛을 가득 쐬고, 눈부심을 느끼면 순식간에 졸음이 날아가는 것을 실감할 수 있다. 아침의 햇빛은 자연의 자명종이다.

태양의 빛에는 그 밖에도 이점이 많다. 예를 들어 전날의 피곤함과 스트레스, 답답하던 기분을 초기화하는 효과도 있고, 아침에 햇빛을 쐬면 하루를 활기차게 보낼 수 있다.

고위도 지방은 겨울에 일조 시간이 적다고 알려졌다. 다른 지역과 비교해서 이 지역에 사는 사람들이 우울증을 많이 앓는 것도 사실은 햇빛이 부족하기 때문이라는 추측도 있다. 날씨가 흐려 구름이 많은 날보다 쨍하게 맑은 날, 신체에 활기가 넘치는 것을 느끼지 않는가? 아침에 산뜻하게 일어나고 싶은 사람은 햇빛의 힘을 빌려보자.

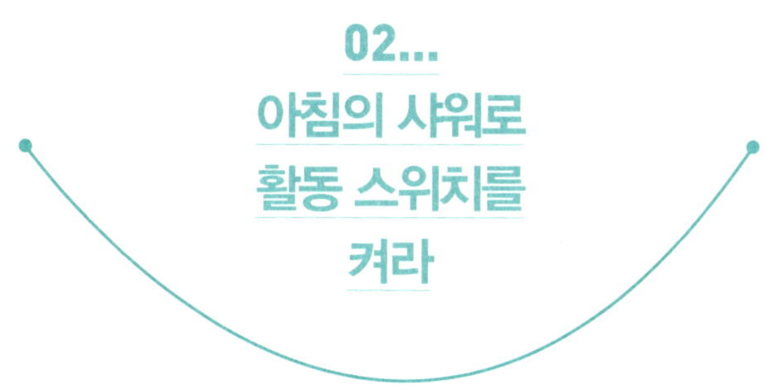

02...
아침의 샤워로
활동 스위치를
켜라

잠자리에서 빠져나와도 머리가 멍한 경우 뇌와 신체를 확실하게 깨우는 방법으로 뜨거운 샤워를 하는 것도 효과적이다. 물로 얼굴을 씻는 것만으로도 개운해지면 짧은 시간에 끝나지만, 잠 부족으로 피로가 쌓여 있으면 활동 모드 스위치가 쉽사리 켜지지 않는다. 그럴 때는 주변부터 정리해 나가며 무리하지 않고 스위치를 켠다.

아침의 샤워는 무리 없이 전신을 깨우는 획기적인 습관이다. 뜨거운 물을 전신에 뿌리는 것만으로도 피부가 자극 받아서 교감 신경계까지 활력이 전해져 각성 스위치를 켠다. 시간에 여유가 있는 사람이라면 아침 목욕을 추천한다. 아침 목욕에서 중요한 것은 욕조 목욕이다. 아침에 욕조를 사용한다는 의미다. '아침부터 욕조에 들어갈 시간이 어디에 있어?'라고 생각할지도 모르지만, 그것은 생각하기에 따라 다르다.

밤에는 샤워만 하고 아침에 욕조를 사용하면 전체적으로 걸리는 시간은 거의 변하지 않는다. 하루는 24시간이라고 정해져 있는데 그중에서 언제 어떤 행동을 한다는 내용은 개인의 자유다. 자신이 가장 기분 좋게 하루를 보낼 수 있도록 시간 관리를 하는 것이 당연히 좋으므로 욕조는 밤에 들어가든 아침에 들어가든 좋을 대로 하면 된다.

내가 아는 사람은 아침 목욕을 할 때 욕조에 좋아하는 향의 아로마 오일을 뿌리기도 한다. 하루의 시작을 좋아하는 취향의 향기와 함께 시작하면 매우 긍정적인 기분이 된다. 샤워하고 욕조를 사용하는 것은 여성에게 특히 좋다. 신진 대사를 촉진하고 호르몬 균형을 정리해 주는 것은 물론, 피부 미용으로도 이어진다. 밤에는 빨리 자고 그만큼의 시간을 아침 샤워와 목욕 시간으로 사용하면 예상 이상으로 우아하고 좋은 기분을 느낄 수 있으니 꼭 한번 시험해 보기 바란다. 푹 자기 위한 수면 의식이 있다면 개운하게 일어나기 위한 기상 의식이 있어도 괜찮지 않은가?

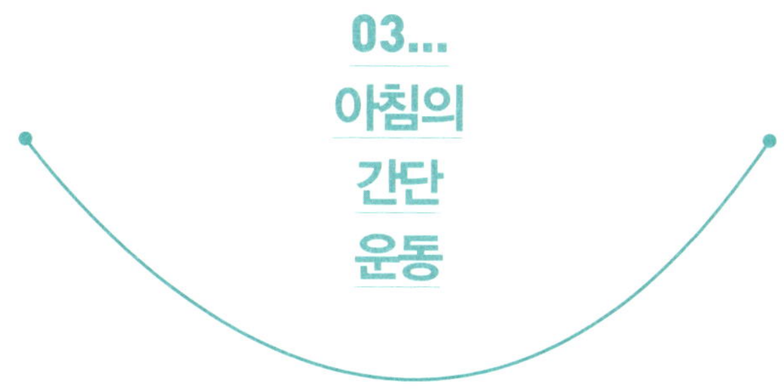

03...
아침의 간단 운동

어린 시절 여름 방학 수련회 등에 참가했을 때 아침마다 모두가 모여 체조를 하던 기억이 있을 거다. 체조를 하는 운동장까지 졸린 눈을 비비며 찾아가지만, 아침의 햇빛을 쐬면서 몸을 움직이면 점차 기분 좋게 정신이 맑아지던 생각이 난다. 그 증거로 체조를 마친 후, 돌아오는 모든 아이들이 잠에서 깨었을 때보다 활기차던 것이 기억나지 않는가?

체조는 운동이라기보다는 아침에 늦잠을 자지 않고 가뿐히 일어나도록 기상 의식을 높이는 데 크게 도움이 되는 습관이었다.

하지만 아무리 체조가 효과가 있어도 어른이 된 지금 하기에는 상당히 곤란하다. 우선 귀찮기도 하고, 장소 문제도 있어 어렵다.

아침에 몸을 움직인다는 의미에서 공원을 산책하는 방법도 있지만, 지금까지 아무것도 하지 않던 사람이라면 상당히 부담스러울 것이다. 나는 옛날에 조깅을 한 적도 있었지만, 최근에는 쉬고 있다. 아침부터 옷을 갈아입고 땀 흘리는 운동은 정말로 굳은 각오가 없는 한 지속하기 힘들기 때문이다.

'좀 더 현실적으로 할 수 있는 것은 무엇일까?' 간단히 하기 좋은 것은 잠자기 전에 하는 '쾌면 스트레칭'처럼 잠에서 깬 후 바로 이불 위에서 할 수 있는 운동이다. 잠자리에서 가뿐하게 일어나기 위한 '간단 운동'을 소개하겠다.

이 운동은 눈을 뜨자마자 몸을 개운하게 깨워주는 효과를 기대할 수 있다. 우선은 무엇이든 시작해 보자.

잼잼 운동

신체의 구석구석까지 혈류가 돌게 하는 운동

기분 좋게 하루를 시작하기 위한 준비 운동이다.

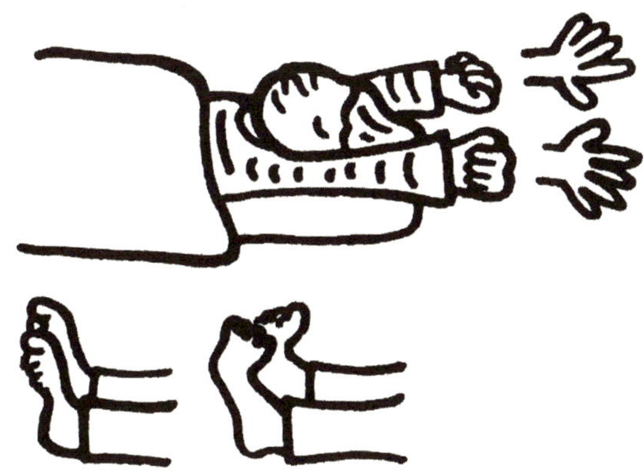

step 1

크게 숨을 내쉬면서 양팔과 양다리를 쭉 편다.

step 2

손을 펴고 발등부터 아래로 오므렸다, 폈다 한다.

step 3

오므렸다, 폈다 하는 것을 1세트로 합계 10세트 반복한다.

양팔을 크게 움직여서 혈액 순환을 좋게 하는 운동

복근 트레이닝도 된다.

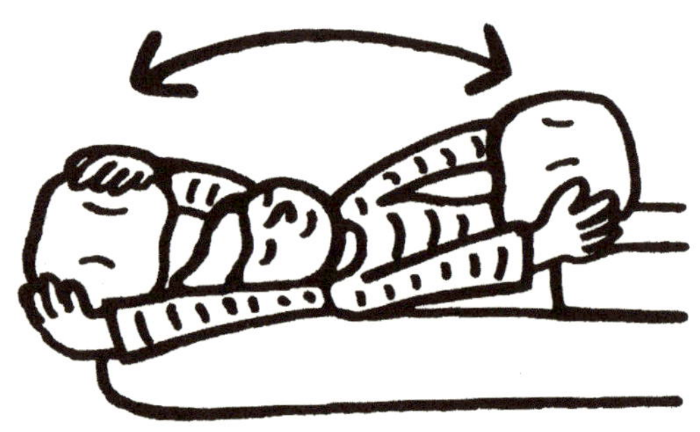

step 1

베개를 양손으로 안고서 머리 위로 올린다. 이때 무릎은 뻗는다.

step 2

팔을 뻗은 채 베개를 위로 올려 천천히 5초를 세면서 베개를 배꼽 근처까지 내린다.

step 3

머리 위까지 베개를 되돌리는 것이 1세트, 이것을 5세트 반복한다.

배 일으키기 운동

배와 엉덩이를 올렸다 내리면서 호흡을 정리해 나가는 운동

신체의 내부부터 상쾌해진다. 포인트는 호흡을 멈추는 것이다.

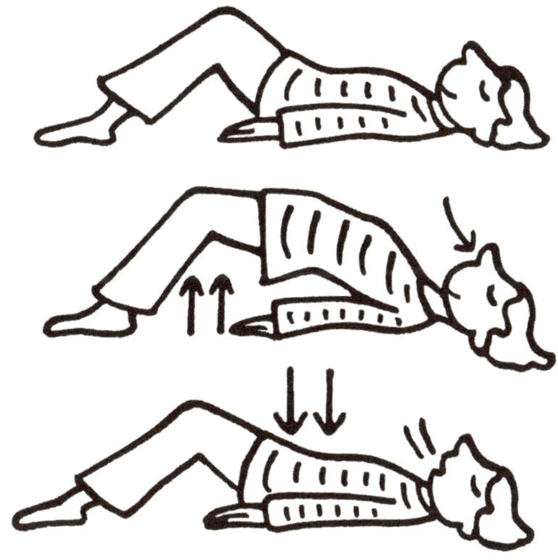

step 1

다리를 어깨 너비로 벌리고 무릎을 세운다.

손바닥을 천장으로 향하게 하고 몸의 옆에 놓는다.

step 2

어깨를 이불 위에 붙인 채로 허리를 띄워서 3초간 유지한다.

이때 숨을 들이쉬면서 한다.

step 3

숨을 내쉬면서 3초에 걸쳐 원위치로 돌린다.

이것을 3세트 반복한다.

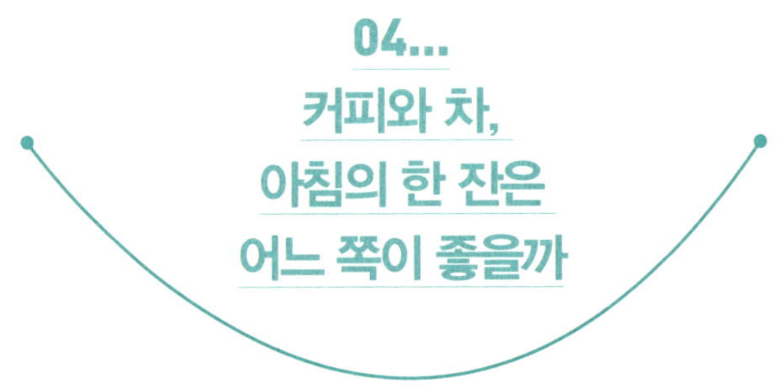

머리를 개운하게 만드는 유명한 음료수로 커피가 있다. 확실히 "커피를 마시면 졸음이 사라진다"는 이야기를 사람들이 자주 하고, 일과 공부를 하면서 휴식 시간에 커피를 마시면 기분까지 상쾌해져 긍정적인 생각이 끓어오른다.

이것은 커피에 포함된 카페인의 활동 덕분이다. 카페인에는 잠을 깨는 효과가 있다고 알려졌다. 장거리 버스 기사나 트럭 운전 기사가 밤중에 고속도로 휴게소에서 캔 커피를 많이 마시는 것은 각성 효과를 기대하기 때문이다.

카페인은 마시면 약 30분 후에 효과가 나타나기 시작해서 4~5시 간은 지속된다고 한다. 그래서 커피는 아침에 마시면 머리가 개운 해지는 음료수가 되었다. 반면에 자기 전에 마시면 잠들지 못하는 원인도 된다. 커피는 밤이 아니라 아침에 마셔야 한다.

그런데 커피보다 졸음에 더 좋은 음료수가 있다는 것을 알고 있 는가? 사실은 커피보다 홍차에 카페인이 더 많이 포함되어 있다. 게다가 놀랍게도 커피와 홍차의 카페인 함유량을 넘는 음료수로 '옥로차'가 있다.

옥로차는 일본차 중에서도 비교적 비싼 차에 속한다. 햇빛을 20 일간 차단한 채 새싹을 길러 차의 쓴맛을 줄여서 풍부한 감칠맛이 난다고 한다.

옥로차를 맛있게 만드는 방법은 이렇다. 찻잎에 약 60도까지 식 힌 뜨거운 물을 따르고 약 2분 30초 정도 뜸을 들이면 된다. 덧붙여 나도 매일 아침에 습관적으로 옥로차를 진하게 끓여서 마시고 있 다. 맛있는 차를 마시는 동안 서서히 신체와 마음이 잠에서 깨어나 는 것을 실감할 수 있어, 굉장히 기분 좋은 습관이 되었다.

옥로차와 커피, 홍차만큼은 아니지만, 녹차와 우롱차, 콜라에도 카페인이 포함되어 있다. 카페인이 들어간 음료수를 아침에 적절하 게 마시는 것만으로도 쾌적하게 잠에서 깨어날 수 있다.

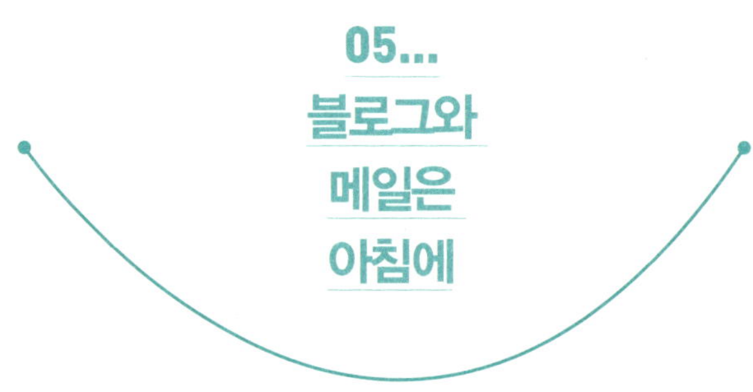

05...
블로그와
메일은
아침에

아침에 블로그에 댓글을 달거나 메일 등에 회신을 한다면 상쾌하고 기분 좋게 하루를 시작할 수 있다.

블로그의 갱신과 코멘트의 답변, 메일 교환과 일기 쓰기는 뇌를 자극하는 굉장히 좋은 습관이다. 본격적으로 일을 시작하기 전에 뇌를 활성화하여 다음에 할 작업의 효율을 높일 수 있다. 자동차로 말하면 엔진을 켜고 공회전을 해둔 상태다. 언제라도 달릴 수 있도록 엔진을 데워놓으면 갑자기 출발해도 재빨리 최고 속도의 기어를 변속함으로써 빠른 속도로 달릴 수 있다.

"정리할 시간이 밤밖에 없다"며 밤에 블로그와 메일 교환을 하는 사람은 '좋은 잠'이라는 관점에서 보면 손해를 보는 것이다. 구체적으로는 다음과 같은 이유 때문이다.

방금 말했듯이 블로그를 쓰거나 메일 답장을 하면 뇌는 자극을 받아 활성화된다. 그 내용이 즐거운 것이라면 흥분한 나머지 뇌뿐만 아니라 마음도 엔진이 가동되어 안정된 상태로 자기 어렵다.

또한 옛날부터 "밤에 일기를 쓰는 것이 좋다"라고 말하는데, 밤에 무엇을 쓰는 것은 부정적인 경향으로 귀결되는 경향이 있다. '좀 더 이랬다면 좋았을 텐데.' 또는 '그때, 그렇게 말하지 않았다면 좋았을 텐데.' 등의 반성만 하면서 기분이 어두워진다. 어두운 기분을 끌어안은 채 잠자리에 들면 잘 자지 못하고 때로는 악몽을 꾸기도 한다. 밝은 기분으로 수면을 취해야 기분 좋게 푹 잘 수 있다. 그러므로 밤이 아닌 낮에 쓰도록 한다. 행동하는 시간대를 바꾸기만 해도 마음에 활기가 넘친다.

아침에 블로그를 관리하거나 메일 교환을 하면 다섯 가지 장점이 있다.

게다가 블로그와 메일의 효용은 일과 가사 말고도 개인적인 시간을 통해 또 하나의 직함을 갖는다는 점에서도 의미가 크다. 궁지에 몰렸을 때 도망갈 장소가 있다면 스트레스를 쌓아두지 않고 풀 수 있다.

우선은 1주일 동안 저녁형에서 아침형으로 작업 시간대를 바꾼다. 아마 틀림없이 효과를 실감할 수 있을 것이다.

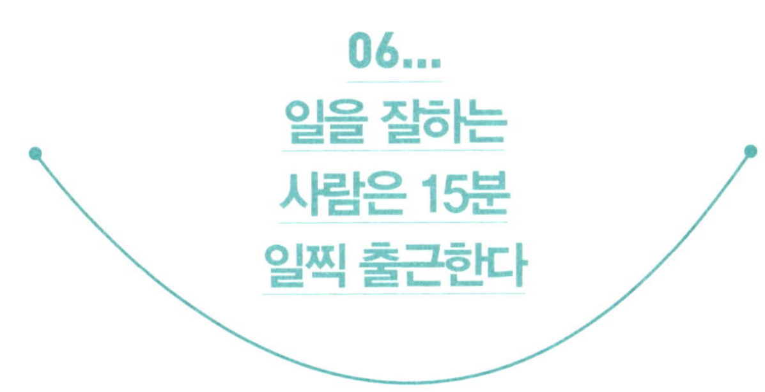

아침에 약한 유형에서 오히려 아침 시간을 활용해서 일 잘하는 사람이 된 사례를 소개한다. R 씨는 입사 7년차의 비즈니스맨이다. 일의 완급도 스스로 결정할 수 있고 앞으로 회사에서 자신의 역할과 입장 등으로 봤을 때 지금 이 상태로 회사에 남을지, 전직해서 새로운 기회를 잡을지 고민 중이었다.

매일 반복되는 일은 그 나름대로의 보람은 있지만, 매너리즘이 느껴졌다. 월요일 아침이면 '아~ 또 변함없는 일주일이 시작되었네' 하는 생각이 들면서 마음에 먹구름이 드리워지곤 했다.

R 씨는 원래도 아침에 약한데, 소극적인 마음가짐이 이불에서 나오는 것을 더욱더 억눌러서 어떻게 하면 아침에 기분 좋게 일어날 수 있는지 나에게 상담하러 왔다.

그런 R 씨에게 내가 추천한 것은 아침에 15분만 일찍 출근하는 습관이었다. 어차피 눈을 뜨고 이불 속에서 꾸물댈 거라면 냉큼 회사에 가는 쪽이 낫다. 아침 일찍 출근하면 어떤 좋은 일이 있을까? 구체적으로는 다음과 같다.

> **15분 일찍 출근하면, 이런 장점이 있다!**
> - 전화가 오지 않는 시간이라서 자기 일을 할 수 있다.
> - 시끄러운 상사가 없어서 자신의 페이스로 일할 수 있다.
> - 일을 미리 해놓을 수 있다.
> - 아침에 일한 만큼 저녁의 개인적인 시간을 길게 사용할 수 있다.
> - 매일 아침 일찍 출근하면 주위 사람들과 차별화된다.

어떠한가? 단 15분 일찍 회사에 출근하는 것만으로도 이렇게나 좋다면 내일 아침부터 시작해 보는 게 어떨까? 게다가 불과 15분이지만 만약 1개월 정도 계속하면 무려 다섯 시간이 된다. 다른 사람보다 다섯 시간이라는 긴 시간을 자유롭게 사용하는 셈이니 일을 잘하는 사람이 되는 건 당연하다. 티끌도 쌓이면 태산이 되는 교훈을 체험한 R 씨는 15분 일찍 출근을 계속한 결과, 이번 여름에 승진했다고 한다.

'나는 아침에 약하다'라는 믿음을 '잠만 자지 말고 빨리 일어나서 행동하자'라는 기분으로 바꾸는 것이 아침에 일찍 일어나는 비결이다.

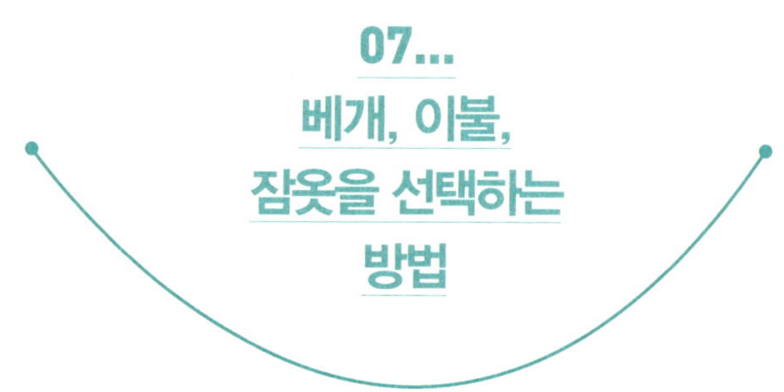

베개가 맞지 않아서 고민하는 사람들이 많다. 맞지 않는 베개를 사용하면 아침에 일어날 때 고개가 뻐근하기도 하고 두통이 생기는 등 잠을 푹 자도 개운하지 않다. 이런 사람들은 과거에 여러 가지 베개를 시험한 경험이 많고, 업체의 광고 문구에 이끌려 몇 개나 되는 베개를 산 경험도 있을 거다.

'깊은 잠을 불러오는 베개입니다.' '이 베개를 사용하면 아침까지 푹 잘 수 있습니다.' 이러한 광고 문구는 굉장히 이상적으로 보이지만, 주의를 기울여야 할 점이 있다. 사람마다 신체의 형태가 각자 다르므로 모두에게 딱 맞는 베개는 존재하지 않는다. 예컨대 A가 "이 베개, 정말 좋아"라고 말하며 추천해도 B에게는 "이상하게 나는 고개가 아픈데" 하는 경우가 생길 수도 있다.

자신에게 알맞은 베개 선택의 포인트는 세 가지다. 후두부와 고개의 높이가 맞는지, 후두부의 곡선에 틈 없이 자연스럽게 딱 맞는지, 옆으로 누워도 등이 구부러지지 않는지, 이 세 가지를 기준으로 선택하면 실패하지 않는다.

여름철 베개는 머리를 덮는 부드러운 소재보다 통기성이 좋은 딱딱한 쪽이 더 시원하다. 열이 들어차지 않는 '메밀 껍질' 베개도 추천한다. 베개는 인체에서 가장 소중한 자신의 머리를 놓아두는 것이니까 한번 시험해 보고 사자.

또한 이불 선택에도 몇 가지 중요한 선택 사항이 있다. 좌식 이불은 허리가 가라앉지 않는 단단한 것이 신체에 좋다. 침대도 어느 정도 단단한 것을 추천한다. 덮는 이불은 너무 작지 않고 무겁지 않은 것을 선택한다. 건조한 이불과 새로 빨래한 시트에서 자는 잠과 습한 이불과 더러운 시트에서 자는 잠의 질은 명백히 다르다. 이불을 햇빛에 건조시킬 수 없는 환경이라면 이불 건조기를 사용하는 등 가능하면 이불의 흡수성을 고려하는 것도 중요하다.

심사숙고하여 잠옷을 선택하는 것도 중요하다. 통기성이 좋고 땀

흡수가 쉬운 것, 여유가 있어 신체를 구속하지 않는 것, 자다가 몸을 뒤척일 때 신체에 따라 움직일 정도로 몸에 잘 맞는 것 등의 고려 사항을 참고하여 잠옷을 선택하자. '잘 때 입는 옷인데 뭐, 누구한테 보여주는 것도 아닌데 아무거나 괜찮아'가 아니라 양복을 선택하는 것처럼 심사숙고하자.

침구와 잠옷 선택의 원칙은 '자신이 기분 좋다고 느끼는가 여부'다. 지금 사용하는 것에 불만이 있는 사람은 하루빨리 고치는 것이 최선이다.

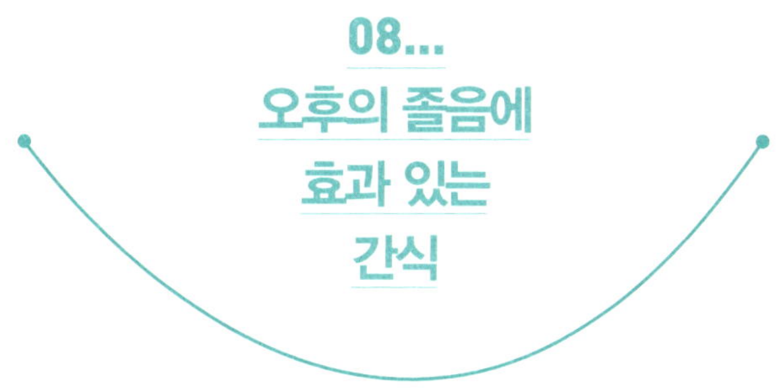

먹고 난 후에는 다소 졸음이 오는 것이 정상이지만, 먹으면 졸음이 날아가는 경우도 있다. 바로 '간식'이다.

간식을 먹으면 개운하게 졸음이 날아간다. 간식은 인간이 가진 졸음의 리듬과 깊은 관련이 있다. 제2장에서 언급했듯이, 우리는 아침에 일어나서 밤에 자는 체내 시계를 갖고 있지만, 체내 시계보다 더 자세하게 우리 신체에 새겨져 있는 리듬이 있다. 그에 따라

밤은 물론이고 늦은 오후에도 졸음의 절정이 찾아온다는 것을 알고 있다. 그 졸음의 주기에 맞춰서 오후의 간식을 먹으면 졸음을 억누를 수 있다.

예를 들어 조경업과 건설업 등 전통적으로 야외 직무에 종사하는 사람은 지금도 10시와 3시에 간식을 먹거나 차를 마시면서 휴식을 취하는 것이 습관이다. 이것은 단순히 배가 고프다거나 목이 마르기 때문이 아니라 졸음을 억누르고 일에 집중하기 위한 의미 있는, 사실은 이치에 맞는 시간이다.

일본 차와 커피에 포함된 카페인이 졸음을 억누르는 작용을 한다는 것은 이미 언급했다. 간식과 함께 이런 음료수를 마시면 더욱 머리가 개운해진다.

간식으로서 식감이 좋은 과자를 먹거나 턱을 사용하는 껌 등을 씹으면 잠을 억누르는 효과를 더욱 상승시킨다. 졸음을 참은 채로 질질 끌며 계속 작업을 하는 것보다 적당한 간식을 먹으며 휴식을 취하면 졸음을 억눌러 개운한 상태에서 일을 진행할 수 있다.

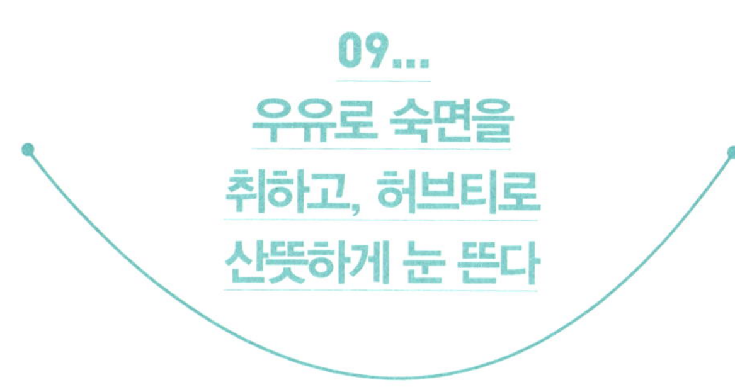

푹 자고 산뜻하게 일어나기 위해서는 생활 시간대에 맞춰 음료수를 마시는 것도 효과가 있다. 예를 들어 푹 자는 데 알맞은 음료수의 대표 주자는 우유다. 우유에는 트립토판이라는 아미노산이 포함되어 있는데, 이 트립토판은 세로토닌이라고 하는 신경 전달 물질의 재료가 되어 수면과 깊이 관련된 성분인 멜라토닌의 분비를 촉진하는 역할을 한다. 수면 호르몬이라고 불리는 멜라토닌은 뇌에서 분비되고, 맥박 수와 체온을 내리는 기능을 해서 안정된 수면을 불러

온다. 그래서 자기 전에 우유를 마시면 쉽게 잠이 든다고 한다.

덧붙여 독일과 핀란드를 비롯한 일부 외국에서는 '나이트 우유'를 마시는 습관이 있다. 나이트 우유란 야간에 짠 젖으로 만든 우유를 말한다. 인간처럼 소 역시 바깥 햇빛이 강한 오후보다는 빛이 약해진 밤에 멜라토닌 생성량이 증가한다. 한밤중에 멜라토닌의 생성량이 절정에 달하므로 오후보다 야간에 짠 젖으로 만든 우유에 멜라토닌이 많이 포함되어 있다. 실제로 나이트 우유는 일반 우유보다 3~4배나 많은 멜라토닌을 함유하고 있다고 한다. 예전에는 일본에서도 나이트 우유를 판매했지만 현재는 눈에 띄지 않는다.

추천하고 싶은 다른 음료수로는 허브티가 있다. 허브티는 자신이 직접 배합하지 않아도 허브별로 분류되어 슈퍼마켓 등에서 비교적 간단하게 구입할 수 있다. 페퍼민트(peppermint)와 레몬그라스(lemon grass)는 민트와 레몬 향으로 후각을 자극해서 뇌를 산뜻하게 만들어 잠을 깨운다. 또 로즈메리(rosemary)는 혈액 순환 촉진 효과가 있어서 신체의 대사를 좋게 한다. 커피를 못 마시는 사람이라도 허브티라면 맛있게 마실 수 있다.

이처럼 밤과 아침에 음료수를 마시면 수면을 조절하여 쾌적한 생활을 할 수 있다.

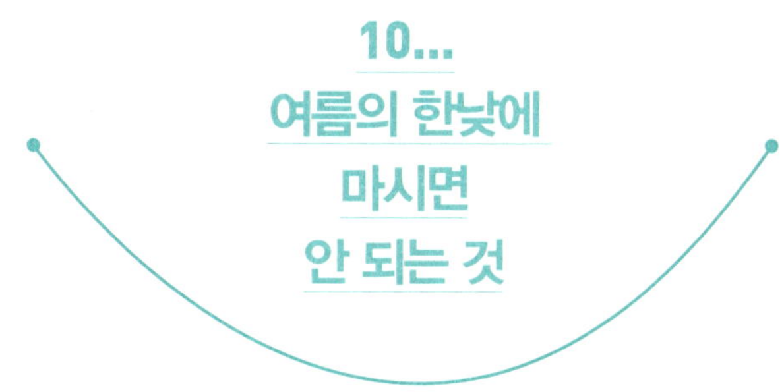

더운 날, 무의식적으로 한 행동이 밤에 불면을 가져오는 경우가 있다. 차가운 음료를 너무 마시는 행위가 그렇다. 컵에 얼음을 가득 채운 후 차가운 음료수를 넣어 마시는 것이 여름의 더위를 이기는 방법 가운데 하나이기는 하지만, 너무 덥다고 벌컥벌컥 많은 양의 음료수를 마시지 말아야 한다. 차가운 음료수와 음식을 너무 많이 섭취하면 신체가 차가워진다.

왜 신체를 차갑게 하는 건 좋지 않을까? 그것은 체온을 통제할 수 없어서 신체가 저체온이 되기 때문이다. 우리의 신체에는 각각의 리듬이 있다는 이야기를 앞에서 했다. 그 리듬 중에는 체온도 있다. 우리의 체온은 아침에 일어났을 때보다 저녁 쪽이 높고, 밤이 될수록 서서히 내려간다. 이런 체온 리듬이 일반적이다.

하지만 밤에 잠들지 못하는 고민을 안고 있는 사람 중에는 저녁이 돼도 체온이 올라가지 않아 체온의 리듬이 혼란스러운 사람이 많다. 저체온을 내버려뒀을 때 신체에 미치는 손상으로는 다음과 같은 것이 알려져 있다.

신체가 차가우면, 이런 손상이!

- 잘 자지 못하기 때문에 아침에 일어나는 것이 괴롭다.
- 살찌기 쉽다.
- 붓기 쉽다.
- 손발이 쉽게 차가워진다.
- 감기에 걸려도 낫지 않는다.
- 겉보기에 노화가 진행된다.

수면 장애도 저체온이 일으킨 신체의 부작용으로 생각할 수 있다. 체온이 올라가야 하는데 올라가지 않으면 잠들기가 상당히 어렵고, 개운하게 일어나지 못한다.

가능하면 신체를 차갑게 하지 않는다. 아무리 더워도 차가운 것을 갑자기 많이 마시거나 먹는 것을 피하고 가능하면 상온의 것으로 바꿔 먹도록 노력한다.

11...
자연스럽게
눈이 떠지는
수면 컨트롤

자명종에 의존하지 않고 기분 좋고 자연스럽게 잠에서 깨는 것은 누구나가 바라는 것이다. 그러나 '아아! 잘 잤다' 하며 벌떡 일어나기 위한, 미흡하지만 몸 안에서 내는 목소리를 따라 자연스럽게 잠에서 깨는 방법이 있다. 그것은 '수분 컨트롤 방법'이다. 나도 가끔 실천하는 방법으로 자기 전에 어느 정도 수분을 섭취하여 수면 시간을 조절하는 것이다. 물과 관련된 꿈을 꾸면 벌떡 일어나 요의를 느끼고 당황해서 화장실로 달려 들어간 경험이 있지 않은가?

우리는 요의를 느끼면 잠에서 깨는 기능을 갖고 있다. 이것을 활용하면 자연스럽게 잠에서 깰 수 있다. 나는 평소보다 한 컵 정도 많은 물을 마시고 자면, 그만큼 화장실에 가고 싶어져 빨리 일어난다. 수분과 시간의 가감은 사람에 따라 다르지만, 시간에 여유가 있을 때 시험해 보면 어떨까?

수면과 요의에 대해서는 주의할 점도 있다. 자기 전에 섭취한 수분 양에 관계없이 나이가 들면 밤중에 화장실에 가고 싶어져 몇 번이나 잠에서 깨는 사람도 늘어난다. 이것은 노화 현상 가운데 하나로 대부분 큰 문제는 없지만, 간혹 병의 신호인 경우도 있다.

야간에 3회 이상 요의를 느껴서 잠을 깨는 경우, 낮에 화장실 가는 횟수가 줄었다면 질병이 의심되므로 병원에서 진료를 받는다.

아침에 개운하고 기분 좋게 일어나기 위해서라도 잘 자지 못하는 원인을 자세히 찾아보려는 노력이 필요하다.

다이어트는
쾌면과 기상을 위한
최고의 방법

"아침에 약한 사람은 뚱뚱한 사람이 많다"라는 설이 있다. 이것은 결코 낭설이 아닌 실제로 근거 있는 이야기다. 예를 들어 아침이 약한 사람은 가능한 더 자기 위해 아침 식사를 할 시간이 없다. 아침 식사는 하루를 시작하는 행위로 신체를 개운하게 잠에서 깨워준다. 또한 아침 식사를 하면 화장실에 가고 싶어진다. 인풋과 아웃풋의 이치를 생각하면 아침에 약한 사람 중에 변비로 고민하는 사람이 많은 것도 이해가 된다. 그리고 변비는 비만의 원인이 된다.

아침 식사를 꼬박꼬박 먹는 생활을 하려면 지금보다 조금 빨리 일어나야 한다. 그에 따라 변통도 개선되어 신체가 개운해지고 다이어트도 된다. 균형이 좋은 식사를 하고 밤에도 기분 좋게 잔다면 아침에 다소 빨리 일어나도 괴롭지 않다. 이처럼 아침 식사를 하면 좋은 일만 연속적으로 일어난다.

반대로 아침 식사를 하지 않을 때의 불이익을 생각해 보자. 아침 식사를 빠뜨리면 점심 식사와 저녁 식사에 그만큼의 여파가 어느 정도 미친다. '아침도 점심도 제대로 먹지 않았으니까 괜찮겠지' 하면서 공복인 상태에서 닭튀김, 감자, 피자와 돈가스 덮밥처럼 양이 많은 식사를 하면 오히려 하루의 섭취 열량이 표준을 넘는다. 식사는 아침, 점심, 저녁의 3회로 착실히 균형을 잘 잡도록 유념하면서 비만을 예방하자.

또한 제1장에서 이야기했던 수면 시 무호흡 증후군인 사람도 다이어트를 하면 증상이 완화되고 치료되는 일도 있다. 목 주변의 지방 때문에 기도가 압박을 받아 일어난 증상의 경우 지방을 줄이면 병이 좋아질 가능성이 크다. '체중을 1할 줄이면 무호흡과 저호흡의 빈도가 30% 감소한다'는 데이터에서도 다이어트는 잠에 긍정적인 요소를 갖고 있음을 알 수 있다. 살이 쪘다고 생각하는 사람은 우선 무리하지 않고 다이어트에 도전하자. 잠에 관한 고민도 해결하고 몸도 날씬해지는 일거양득의 습관이다.

13...
아침을 거르는
사람도 빨리
일어나는 비결

앞에서 아침 식사를 확실하게 챙기자고 강조했지만, 이번에는 아침 식사에는 무엇을 먹으면 좋은지 이야기하겠다. 그 전에 '아침은 식욕이 없어서 아무것도 먹고 싶지 않다'고 생각하는 사람이 아침 식사를 제대로 먹는 생활로 바꾸기 위한 제안을 하나 하겠다.

전날부터 아침에 먹고 싶은 것을 미리 준비해 놓는 것이다. 아침 식사를 하는 습관이 없는 사람이라면, 처음에는 영양 균형 운운하는 것보다 먹고 싶은 것을 먹는 자세가 중요하다. 맛있다는 평판이 자자한 빵집에서 전날 빵을 사놓거나, 이른바 밥도둑이라는 갓 지은 밥과 어울리는 반찬 등을 준비해 놓고 아침 식사의 즐거움을 찾으면 아침에 일어나는 것이 즐거워진다.

그럼 드디어 본격적으로 '아침밥으로 무엇을 먹으면 좋을까?'로 이야기를 옮겨보자.

탄수화물＋단백질이 아침 식사에 좋은 이상적인 영양 구성이다. 예를 들어 밥과 구운 생선, 토스트와 베이컨, 달걀 같은 일반적인 패턴으로 체온을 올려 신체의 엔진을 가동시킨다. 거기에 채소와 과일로 비타민을 보충하면 완벽하다. 시간과 수고를 아끼기 위해 주스를 마시는 방법도 있다.

아침 식사를 착실하게 하고 아침부터 확실히 활동하면 밤에 기분 좋은 피로감을 느끼며 푹 잘 수 있고, 다음날 아침은 공복인 상태로 개운하게 일어나므로 아침 식사도 맛있게 느껴진다. 가족과 함께 생활하는 사람은 저녁 식사가 아닌 아침 식사를 가족들이 모이는 시간으로 바꾸는 것도 추천한다. 저녁에는 함께 식사할 시간 여유가 없는 사람이라도, 모이는 시간대를 아침으로 바꾸면 가족들이 함께 즐거운 시간을 보낼 수 있어 아침에 일어나는 것이 괴롭지 않다. 이처럼 아침 기상과 아침 식사를 고행으로 생각하지 않고 실천하기 위한 비결은 많으므로 무리 없이 시작할 수 있는 것부터 도전해 보자.

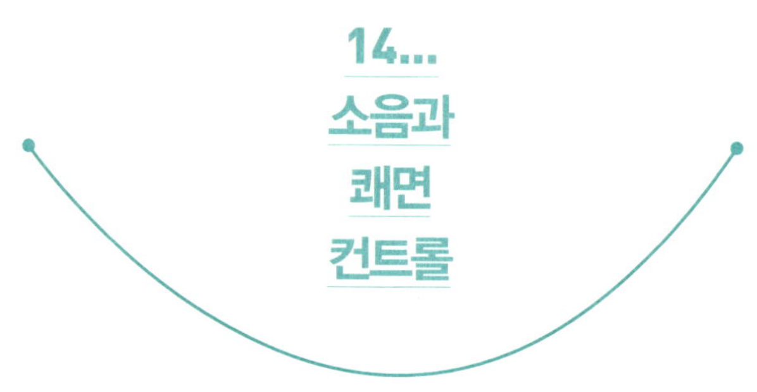

14...
소음과
쾌면
컨트롤

신체 주변의 '소음'을 의식하면 푹 자고, 개운하게 일어날 수 있다. 누구나 조용한 환경이 깊은 잠을 유도한다는 것을 상식으로 알지만, 실제로 어느 정도 소리가 조용한 범위에 들어가는지는 확실히 모른다. 일반적으로는 40~50데시벨 이상의 소음은 잠을 방해하는 것으로 알려져 있지만, 우리 생활 속의 소음 수준을 조사해 보면, 의외의 사실을 알 수 있다. 예를 들어 벽의 스위치를 켜는 소리가

40데시벨, 전자레인지는 50데시벨이라고 한다. 이 정도는 견딜 수 있지만, 뜻밖의 곳에서 예상 못한 결과가 나오기도 한다. 조용한 목소리로 대화를 나누는 소리는 65데시벨이므로 잠을 방해한다. 게다가 화장실 물 내리는 소리와 현관 초인종 벨 누르는 소리는 80데시벨 이상이니 확실히 잠을 깨운다.

이처럼 생각지도 못한 생활 소음으로 인해 잠이 방해받는 일도 있다. 이런 생활 속 소음에 대한 대책으로는 침실을 가능한 조용한 장소에 만드는 것과 도저히 피할 수 없는 시끄러운 환경에 있는 사람은 귀마개를 하고 자는 것 등이 있다. 밖의 소리가 시끄러울 때는 창에 두꺼운 천으로 만든 커튼을 치는 것도 효과적이다.

깨어 있을 때는 신경 쓰이지 않는 수준의 소음이라도 막 잠자리에 들기 전에는 더 잘 들려서 신경이 쓰여 잠을 이루지 못하는 일도 자주 있다. 침실에서는 가능한 소리가 나지 않도록 하고 소리에 방해받지 않고 잔다.

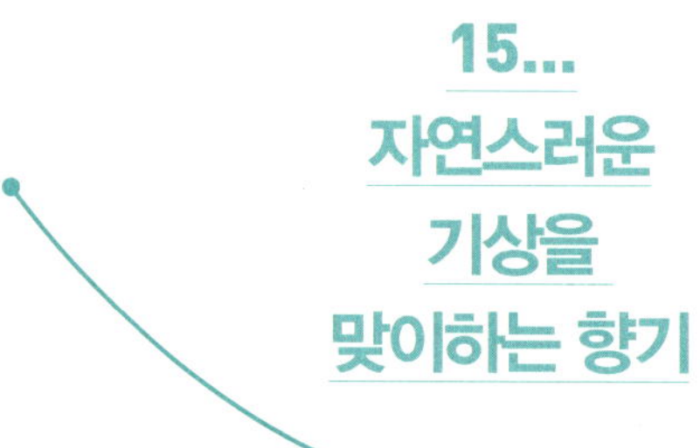

15...
자연스러운
기상을
맞이하는 향기

아침 기상을 기분 좋게 맞이하기 위해 밤에 푹 잘 수 있도록 '향기'
로 조절하는 방법이 있다. 바로 아로마 테라피다.

아로마 테라피란 식물에서 추출한 에센셜 오일이라고 불리는 정
유를 사용해서 중추 신경계를 편안하게 만들어 자연 치유력을 높이
는 방법이다. 여성들이 주로 즐기는 멋진 취미라고 생각할 수도 있
겠지만, 로마 시대부터 향기로 잠을 조절하는 방법은 남성을 포함

한 여러 세대 사람들의 생활에 뿌리를 두고 있다고 한다.

아로마 테라피가 인기가 높은 이유는 손쉽게 즐길 수 있다는 점과 여러 분야에서 사용이 가능하다는 점 때문이다. 예를 들어 에센셜 오일 병의 뚜껑을 열어서 향기를 맡는 것만으로도 마음을 진정시키는 효과가 있고, 목욕할 때는 욕조에 2~3방울 오일을 뿌리거나, 희석한 오일을 솜에 묻히거나 스프레이로 뿌려 베개 밑에 놓아두는 것만으로도 좋다. 또한 겨울철에는 가습기에 몇 방울 뿌리는 것만으로도 방 안이 좋은 향기로 가득하다.

선택을 할 때 주의해야 할 에센셜 오일 향기는 효능별로 구분된다. 잠과 기상에 관한 주요 향기는 다음과 같다.

잠을 자기 전에 맡으면 쾌면할 수 있는 향기

- 라벤다: 휴식이 필요할 때 대표적인 향기, 프로랄계로 향이 짙다. 신경 균형 회복 작용과 진정 작용, 항불안 작용이 있는 성분을 함유한다.
- 오렌지: '스위트 오렌지'라고 하는 쉽게 친숙해지는 향이 특징. 휴식 효과와 피로 해소 효과를 발휘한다.
- 샌들우드(sandalwood, 백단향): 나무 향의 이국적인 향기. 불안을 없애면서 안도감을 주는 효과가 있으며, 일반적으로 친숙하고 깊은 향이다.

싼 에센셜 오일은 한 병에 몇백 엔짜리도 있으므로 마음에 드는 향기로 수면과 기상을 잘 조절해 보자.

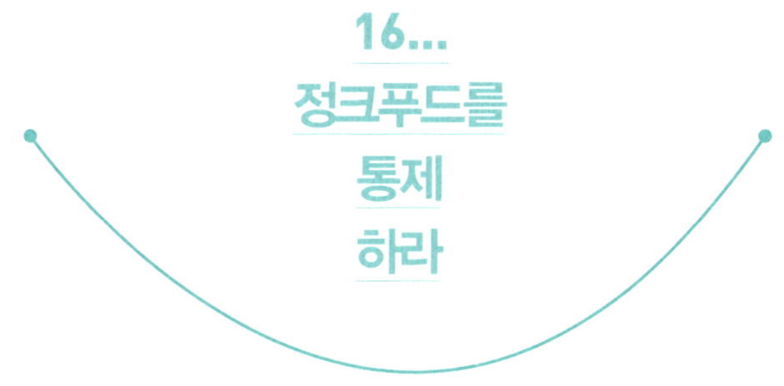

16...
정크푸드를 통제 하라

'오후에 무엇을 먹었는가?' 음식의 선택 방법을 고려함에 따라 기분 좋은 수면과 기상을 통제할 수 있다. 예를 들어 잠을 불러오는 음식으로 '상추'가 잘 알려져 있다. 상추에는 락투카리움(lactucarium)이라는 물질이 포함되어 있다. 이 락투카리움은 부드럽게 잠으로 초대하는 호르몬인 멜라토닌과 비슷한 작용을 한다. 결국 '오후에 상추를 먹으면 밤에 잘 잘 수 있다'는 결론이 된다.

유럽에서도 상추는 수면을 유발하는 음식물로 유명하다. 예를 들어 영국의 동화 '피터 래빗 이야기'에는 상추를 너무 많이 먹은 토끼들이 밭 한가운데서 잠에 빠져버리는 장면도 있다. 일부 사람들에게는 '상추＝졸음이 오는 채소'라는 공식이 친숙하지 않아서 이 장면을 이상하게 생각하겠지만, 유럽 사람들은 오래 전부터 익히 아는 이야기로 받아들인다.

그런데 이야기를 바꿔서, 음식물과 수면이라는 이야기와 관련해서 이른바 "정크 푸드가 불면의 근원입니까?"라는 질문을 자주 받는다.

이 물음에 대한 답은 "노"이기도 하고 "예스"이기도 하다. 정크 푸드 자체에는 불면 성분이 포함되어 있지 않다. 다만, '늦은 시간에 탄산 음료와 함께 햄버거를 먹는' 상황과 '쉽게 손에 넣을 수 있고 빨리 먹을 수 있으니까 정크 푸드를 먹어야지' 하며 균형을 생각지 않고 배를 채우기 위해서 정크 푸드를 먹는다는 안이한 자세에 문제가 있다.

푹 자고 상쾌하게 일어나기 위해서는 취침 세 시간 전까지 균형 잡힌 식사를 자신의 양에 조금 모자라게 억제해서 먹는다. 이렇게 하면 생활의 리듬도 정돈되고 기분 좋게 자고 일어나는 것을 실감할 수 있다.

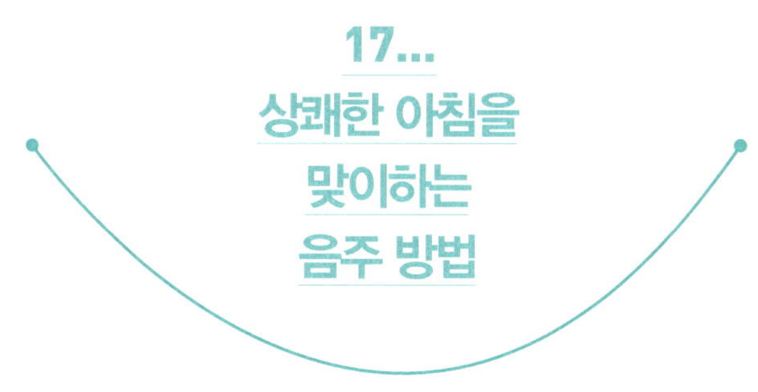

'수면제를 먹는 것보다 낫겠지' 생각하며 약 대신 술을 마시는 사람이 있다. 이것은 삼가는 편이 좋다. 최근에는 '수면제가 다량의 알코올 섭취보다는 신체에 부담감이 적다'라는 의견도 있을 정도로 술에 대한 부정적인 의견이 많다. '침주(자기 전 마시는 술—옮긴이)'라는 말처럼 옛날부터 자기 전에 술을 마시는 습관을 지닌 사람들이 있었다. 확실히 술은 기분이 우울할 때 마시면 스트레스를 없애서 즐거운 기분으로 만들어주기도 하고, 초조할 때 마시면 기분을 진정시키는 기능도 있어 긍정적인 면도 많다.

하지만 술은 소량만 마시면 잠을 잘 자게 도와주지만, 너무 많이 마시면 오히려 잠을 방해하는 요인이 되므로 주의가 필요하다. 알코올에 내성이 생기면 한 잔 마시던 것이 두 잔이 되고, 마침내 석잔……, 점점 마시는 양이 증가한다.

나중에는 술을 몇 병이나 마시지 않으면 잘 수 없는 사태까지 발전해서, 거의 알코올 중독에 가까운 상태가 되기도 한다. 컵으로 한 잔, 작은 병으로 한 병처럼 자신의 정량보다 적게 마신다는 것을 유념하면서 즐겁게 마시는 것이 최고다.

술과 함께 주의해야 할 기호품에는 담배가 있다. 담배를 피우고 나면 기분 전환 효과가 있어서 '자기 전에 한 모금'이라고 칭하며 흡연하는 습관을 가진 사람도 있다. 하지만 기분 전환 효과 다음에는 각성 작용이 일어난다. 따라서 잠자리에 들어도 잠이 오지 않거나, 밤중에 잠이 깨거나, 푹 자지 못하는 일도 있다. 특히 술을 마시면서 담배를 피우는 것은 불면을 가져오므로 줄여야 한다.

기분 좋게 자고 상쾌한 아침을 맞이하기 위해서라도 술과 담배는 잘 조절해야 한다는 것을 유념하자.

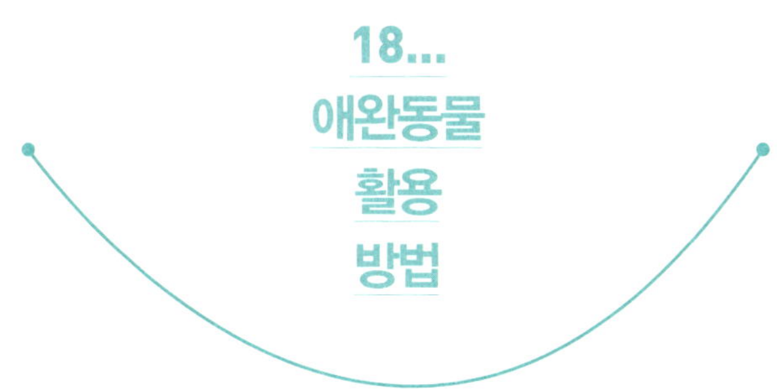

18...
애완동물
활용
방법

아침에 일어나는 즐거움을 만드는 것, 이것은 나이와 성별과 관계 없이 누구라도 간단히 개운하게 일어날 수 있는 황금의 법칙이다.

기다리고 기다리던 여행의 출발일과 골프 치는 날의 아침 등은 누구도 강요하지 않지만, 아주 이른 시간이라도 재빨리 일어날 수 있다고 생각하지 않는가? 우리는 즐거운 일이 기다리고 있다면 자주적으로 행동하는 성질이 있다.

그래서 애완동물 기르는 것을 제안하고 싶다. 나의 지인도 개를 돌보기 시작하면서 정신적인 스트레스가 줄고, 아침에 산책을 하니까 건강이 좋아졌다. 개는 매일 아침, 길러 주는 주인이 일어나기를 즐겁게 기다리는 동물이다. 자신이 일어나기를 즐겁게 기다리는 존재가 있다고 생각하면, 의욕이 넘쳐 빨리 일어나려는 것이 우리의 심리다.

살아 있는 생물을 돌보는 것이 즐거우면 아침에 일어나기 위한 동기가 되어서 자기 자신의 삶도 격려 받을 수 있다.

또한 거주 환경의 사정으로 개와 고양이를 기를 수 없는 사람은 물고기를 기르는 방법도 있다. 금붕어와 열대어 등이 들어 있는 수조를 보는 것만으로도 마음이 치유된다. 아니면 식물을 기르는 것도 바람직하다. 무언가를 돌보기 위해서 아침 시간을 사용하면 정신적으로도 온화해지고 기상 의욕도 넘친다. 여러 모로 가치 있는 방법이다.

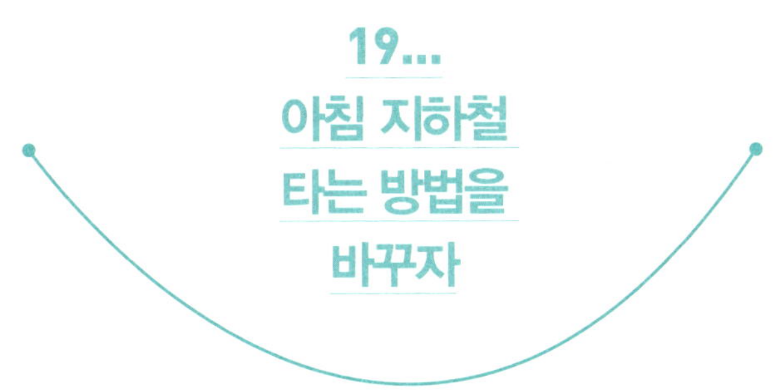

아침의 괴로움 중 하나로 출근 지하철을 드는 사람이 많다. 만원 지하철의 불쾌감과 긴 출근 시간 탓에 회사에 도착하면 이미 피로감을 느낀다. 상상만으로도 녹초가 되어 축 늘어진다. 출근 지하철 안에서 만약 쾌적하게 보낼 수 있다면 아침의 괴로움이 가벼워질 것으로 생각하지 않는가?

아침 시간에 지하철을 현명하게 활용하는 비즈니스맨의 이야기

를 소개한다. U 씨는 회사까지 50분, 매일 아침 지하철을 타고 출
근한다. 원래는 아침에 약했던 U 씨는 이전에는 지각하지 않을 만
큼 아슬아슬한 시간에 일어났기 때문에 가장 혼잡한 시간대의 지하
철을 타야만 했다. 그러나 각 역마다 정차하는 지하철을 타면 지각
하기 바로 직전이라서, 도중에 급행으로 갈아타야 했다. 급행 지하
철 안은 더 혼잡해서 발을 밟히거나 땀에 젖은 몸끼리 서로 밀치는
일이 다반사다. 이런 상황에 U 씨는 상당히 스트레스가 쌓여 아침
부터 짜증나는 일상이었다고 말한다.

이런 U 씨를 바꾼 것은 두 역을 되돌아가서, 그곳에서 첫 출발
지하철을 타는 방법이었다. 20분 정도 빨리 일어날 필요가 있었지
만, 첫 출발 지하철을 타면 틀림없이 앉아 갈 수 있어 정신적으로도
신체적으로도 매우 편했다.

U 씨의 발상의 전환은 그것에서 시작되었다. 매일 지하철에서
졸기만 하면 시간이 아깝다고 생각해 그 시간에 간단한 업무 처리
를 했다. 업무 처리라고 해서 대단한 것도 아니었다. 말 그대로 단
순했다. 즉 해야 할 일의 항목을 아침 지하철용 메모장에 적고, 해
야 할 일에 우선 순위를 매기고, 메모를 참조해서 오늘 하루의 대체
적인 흐름을 시뮬레이션해 보는 세 가지 단계였다. 그리고 이 세 가
지 단계가 끝나면 내리는 역까지 잠을 잤다.

단지 이 세 가지 단계를 밟기만 해도 회사에 도착하면 바로 업무
를 시작할 수 있으므로 업무 효과가 좋아진다. 업무의 진행 방법과

수단을 예측해 놓으면 순간적인 대응도 재빠르게 할 수 있다.

아침에 조금만 일찍 일어나 출근 지하철을 효과적으로 사용하면, 머리가 맑아지고, 스트레스 강도도 낮아지고, 신체도 불필요한 피로를 느끼지 않는다. 아침 자투리 시간이 놀랍고도 획기적으로 다시 태어난다.

20...
활기찬 아침을
시작하는
다섯 가지 방법

아침에 개운하게 일어나기 위해서는 몸과 마음의 스위치를 모두 재빨리 켜는 것이 비결이다. 오감을 자극하는 방법이 그것이다.

오감은 신체에 원래부터 갖추어진 고성능 센서라 할 수 있는 부분으로 이곳을 자극만 해도 전신이 곧바로 반응한다. 구체적인 방법은 다음과 같다.

- 시각: 커튼을 열고 창 밖을 본다.
- 미각: 아침 식사를 잘 씹어서 먹는다.
- 청각: 텔레비전과 라디오를 켠다.
- 후각: 감귤계의 과일과 커피의 향을 맡는다.
- 촉각: 머리와 손발을 가볍게 마사지한다.

시각에서 중요한 것은 아침의 햇빛을 쐬는 것이다. 그리고 의식적으로 무언가를 보는 것이다. '창 밖으로 어떤 사람이 지나가는가?' '베란다의 화분에 꽃은 몇 개나 피었나?' 등등 시각으로부터 들어오는 새로운 정보에 따라 뇌는 산뜻하게 각성한다.

미각은 졸음을 제거하는 데 특히 효과적이다. 부드러운 것보다는 식감이 있는 것을 잘 씹어 맛을 보면 뇌가 자극을 받아 서서히 활기를 찾는다.

청각은 소리를 흘려 듣는 것이 아니라 말의 의미를 의식하면서 들어야 효과가 크다. 일기 예보를 들을 때 "오늘은 오후부터 비가 온다. 그렇다면 접는 우산을 준비해야지"처럼 정보에 하나씩 자신의 코멘트를 덧붙이며 듣는 것이 비결이다.

후각은 감귤계의 향으로 기분 전환 효과를 노리거나 커피 향으로

아로마 효과를 노린다. 그날의 몸 상태와 기분에 따라 향을 선택해
서 사용한다.

촉각은 신체의 표면을 자극하는 것으로 혈액 순환을 촉진해 마사
지의 마찰로 신체를 따뜻하게 하는 효과가 있다. 신체가 따뜻해지
면 자연스레 엔진이 켜진 상태가 된다.

이처럼 오감을 자극하는 행위는 신체의 여기저기에 있는 스위치
를 차례차례 켜는 작업이라고 생각하자. 기분은 신체를 따라가니
우선 매일 아침 활기찬 신체가 되도록 오감을 자극해서 기분을 정
리한다. 이렇게 기분 좋은 하루를 시작하자.

참고문헌

《쾌적수면의 추천》, 호리 다다오, 이와나미신쇼.

《수면 장애 가이드북》, 오타 다시로, 고분도.

《잠자는 비결》, 이노우에 쇼지로, 아사히신쇼.

기분 좋은 하루를 시작하는
쾌면 숙면법

초판 1쇄 인쇄   2013년 9월 17일
초판 1쇄 발행   2013년 9월 25일

지은이   가모시타 이치로
옮긴이   박은희
발행인   곽철식
발행처   다온북스

출판등록   2011년 8월 18일 제110-92-16385호
주소   서울시 은평구 갈현동 327-132 윤성빌라 301호
전화   070-7516-2069   팩스   02-332-7741

종이   한솔 PNS(주)
인쇄와 제본   영신 CTP

값   14,000원
ISBN 978-89-967847-8-4 13510